Besser schlafen

Kai-Achim Bruder

Buchbeschreibung:

Ein erholsamer Schlaf ist das Fundament für Gesundheit und Wohlbefinden – doch für viele bleibt er schwer erreichbar. Dieses Buch richtet sich an alle, die die Kunst des guten Schlafs gezielt erlernen möchten. In leicht verständlicher Sprache und mit wissenschaftlich fundierten Methoden bietet es praktische Tipps, um die Schlafqualität nachhaltig zu verbessern.

Lerne, wie du abends zur Ruhe kommst, den Alltag hinter dir lässt und deinen Schlaf positiv beeinflussen kannst. Von der richtigen Schlafhygiene über entspannende Abendrituale bis hin zu wertvollen Techniken gegen Grübeleien: Dieses Buch gibt dir die Werkzeuge an die Hand, um deinen Weg zu einem tiefen und erholsamen Schlaf zu finden.

Finde heraus, wie du den Schlaf bewusst für dich nutzen kannst, um mehr Gelassenheit, Energie und Lebensfreude in deinen Alltag zu bringen. Besser schlafen – für erholsame Nächte und einen kraftvollen Start in den Tag.

Besser schlafen

Effektive Methoden und Rituale für erholsame Nächte

Kai-Achim Bruder

Bibliografische Information der Deutschen Nationalbibliothek: Die Deutsche Nationalbibliothek verzeichnet diese Publikation in der Deutschen Nationalbibliografie; detaillierte bibliografische Daten sind im Internet über dnb.dnb.de abrufbar.

Bildnachweise:
Foto Buchcover: Glebstock – stock.adobe.com
Illustrationen: Simple Line, mitay20, nasharaga, sahs94, dariachekman, Наталья Дьячкова, Vasyl Yurlov, dhtgstockphoto, Valenty, Masdar, Pierre, vionaembun42 – stock.adobe.com

2. Auflage, 2025

ISBN: 9798294519797
Imprint: Independently published
Erschienen in der Ratgeberreihe: Wohlbefinden für Anfänger – Dein Weg zu Balance und Gelassenheit

360GradRaum
Gumppenbergstrasse 6
84061 Ergoldsbach

E-Mail: buch@gestorben-wird-spaeter.de
Internet: https://gestorben-wird-spaeter.de

Inhaltsverzeichnis

Vorwort zu 2. Auflage

Jetzt mit Schlaftagebuch und Bonuskapitel

Dein 21-Tage-Programm für besseren Schlaf

Schlaf ist einer der grundlegendsten und dennoch oft unterschätzten Bausteine unseres Wohlbefindens. In einer Welt voller Anforderungen und Ablenkungen wird Schlaf oft zur Nebensache, etwas, das du kürzen kannst, wenn der Tag zu kurz scheint. Doch Schlaf ist viel mehr als nur Erholung – er bildet das Fundament deiner körperlichen und mentalen Gesundheit. Er beeinflusst deine Klarheit im Denken, deine emotionale Belastbarkeit, dein Immunsystem und sogar deine Lebenserwartung. Ohne ausreichend guten Schlaf beginnen viele Bereiche des Lebens nach und nach aus dem Gleichgewicht zu geraten.

Diese Erkenntnis wurde für mich besonders bedeutsam, als ich selbst eine Diagnose erhielt, die mein Leben völlig veränderte: fortgeschrittener Lungenkrebs. Während meiner Therapie lernte ich, was es bedeutet, körperliche Grenzen zu erfahren, und stellte fest, dass Schlaf dabei keine bloße Funktion ist – er ist eine unschätzbare Ressource, die den Heilungsprozess unterstützt. Schlaf schenkt Körper und Geist eine Erholung, die kein Medikament ersetzen kann. Gerade in dieser Zeit verstand ich, wie essenziell guter Schlaf für körperliche Heilung und emotionale Stabilität ist.

Ich weiß, dass Schlafprobleme in verschiedenen Formen auftreten können – ob durch belastende Therapien, durch Sorgen und Ängste oder durch das rasante Tempo des modernen Lebens. In diesem Buch teile ich daher mit dir praxiserprobte und wissenschaftlich fundierte Methoden und Rituale, um erholsamen Schlaf zu fördern.

Das Ziel dieses Buches ist klar: Dir eine umfassende Anleitung an die Hand zu geben, wie du mit gezielten Abendritualen, einer passenden Schlafumgebung, Atemtechniken und ausgewogener Ernährung die Qualität deines Schlafs nachhaltig verbessern kannst. Statt allgemeiner Tipps erwarten dich fundierte Informationen, die auf neuesten wissenschaftlichen Erkenntnissen basieren und spezifische Lösungen für verschiedene Schlafprobleme bieten.

Lass dieses Buch ein Begleiter für dich sein auf dem Weg zu einem gesünderen Schlaf und mehr Lebensqualität. Die Reise zu besserem Schlaf ist kein schneller Sprint, sondern ein Prozess, der Geduld und Aufmerksamkeit verlangt. Doch jeder kleine Schritt auf diesem Weg wird dir neue Energie und innere Ruhe schenken.

Ich wünsche dir eine spannende Lektüre und hoffe, dass dieses Buch dich inspiriert, den Schlaf als eine kraftvolle Quelle der Erholung und Balance in dein Leben zu integrieren.

Alles Gute für deine Gesundheit und dein Wohlbefinden,

Kai-Achim Bruder

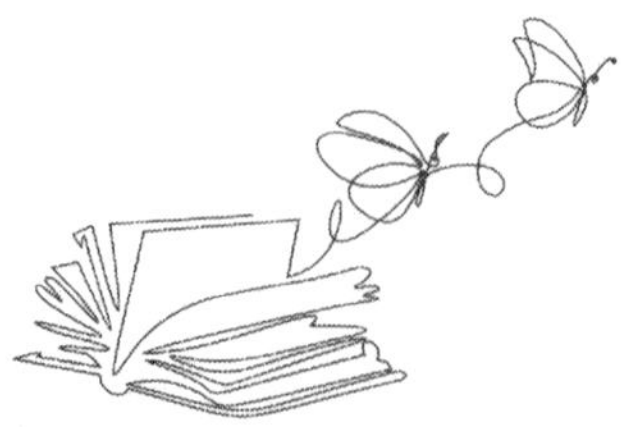

Einleitung: Die Kunst des Schlafens

Schlaf ist mehr als nur eine tägliche Notwendigkeit – er ist eine Kunst, die wir im modernen Alltag leider oft verlernt haben. Diese Kunst des Schlafens erfordert nicht nur, dass wir uns genügend Zeit dafür nehmen, sondern auch, dass wir bewusst Bedingungen schaffen, die einen gesunden und erholsamen Schlaf fördern. Ohne diesen täglichen Rückzug in die Ruhe und Erholung verlieren Körper und Geist nach und nach ihre Fähigkeit, uns die Kraft zu geben, die wir brauchen, um gesund, klar und leistungsfähig zu bleiben.

- Warum Schlaf so wichtig ist

Für deinen Körper und Geist ist Schlaf der entscheidende Moment, in dem Erholung und Regeneration stattfinden. Während du schläfst, arbeitet dein Körper auf Hochtouren: Er repariert Zellen, baut Muskulatur auf, stärkt dein Immunsystem und verarbeitet emotionale und mentale Eindrücke des Tages. Schlaf ist kein Luxus, sondern eine biologische Notwendigkeit. Fehlt dir guter Schlaf, reagiert dein Körper bald mit Erschöpfung, Reizbarkeit und einer verringerten Fähigkeit, konzentriert zu bleiben und den Alltag zu bewältigen.

Langfristig führt Schlafmangel zu ernsthaften gesundheitlichen Problemen. Dein Risiko für Herz-Kreislauf-Erkrankungen, Übergewicht, Diabetes und sogar Depressionen steigt. Auf mentaler Ebene raubt dir schlechter Schlaf die Fähigkeit, kreativ zu denken, Entscheidungen zu treffen und emotional stabil zu bleiben. Studien zeigen, dass schon wenige Nächte mit unzureichendem Schlaf das Wohlbefinden beeinträchtigen und das Risiko für Stress und Burnout steigern. Diese Bedeutung des Schlafs zu verstehen, ist ein erster Schritt, um ihn als wertvolle Ressource für deine Gesundheit und dein Wohlbefinden zu schätzen.

- Schlafprobleme in der modernen Welt: Ursachen und Herausforderungen

In unserer modernen Welt sind wir ständig Reizen ausgesetzt, die den Schlaf erschweren. Stress, hohe Erwartungen an uns selbst, unzählige Verpflichtungen und der ständige Einfluss digitaler Medien tragen dazu bei, dass unser Geist oft überreizt und wenig bereit zur Ruhe ist. Viele Menschen erleben, dass es ihnen schwerfällt, abends abzuschalten und einen Zustand zu erreichen, der den Übergang zum Schlaf ermöglicht. Die Auswirkungen von Stress, blauem Licht durch Bildschirme, unregelmäßigen Schlafzeiten und einem hektischen Lebensstil stören unsere innere Balance und erschweren es uns, zur Ruhe zu kommen.

Zusätzlich haben viele Gewohnheiten und Entscheidungen des Alltags direkten Einfluss auf die Schlafqualität: Koffein am späten Nachmittag, späte Mahlzeiten, übermäßiger Alkoholgenuss und zu wenig Bewegung gehören zu den häufigsten Schlafräubern. Die Schlafumgebung selbst – von der Qualität der Matratze bis hin zur

Raumtemperatur – spielt ebenfalls eine große Rolle. Schlaf ist ein komplexes Zusammenspiel all dieser Faktoren, und die Herausforderungen, die unsere Zeit uns stellt, machen es schwer, diesen Schlaf überhaupt zu erreichen. Das Ergebnis: Schlafprobleme sind weit verbreitet und können von gelegentlichem schlechten Schlaf bis hin zu chronischen Störungen reichen.

- Überblick über den Aufbau des Buches und die behandelten Themen

Dieses Buch soll dir dabei helfen, die Kunst des Schlafens wieder zu erlernen und Schlafprobleme nachhaltig anzugehen. Es begleitet dich Schritt für Schritt auf dem Weg zu einer besseren Schlafqualität und einem bewussteren Umgang mit deinen nächtlichen Erholungsphasen. Im ersten Teil erfährst du die Grundlagen der Schlafwissenschaft, also was genau während des Schlafs in deinem Körper und Gehirn geschieht und warum erholsamer Schlaf so wichtig für deine Gesundheit und dein Wohlbefinden ist.

Danach widmen wir uns den häufigsten Ursachen für Schlafprobleme und beleuchten, wie dein Alltag, deine Gewohnheiten und deine Umgebung deinen Schlaf beeinflussen. Es geht darum, ein Bewusstsein für die Dinge zu schaffen, die möglicherweise deinen Schlaf stören, und dir konkrete Ansätze zu bieten, diese Herausforderungen zu bewältigen. Du wirst lernen, wie du deine Schlafumgebung optimieren kannst – angefangen bei der Matratze bis hin zur richtigen Raumtemperatur und Beleuchtung, um so die besten Bedingungen für deine Nachtruhe zu schaffen.

Ein weiterer Teil des Buches widmet sich den Abendritualen, die dir helfen können, den Übergang zum Schlaf zu erleichtern. Hier stelle ich dir verschiedene Techniken vor, die dir helfen, den Kopf freizubekommen, Stress abzubauen und so innerlich zur Ruhe zu kommen. Diese Rituale reichen von Entspannungsübungen über Atemtechniken bis hin zu Tipps, wie du die Zeit vor dem Schlafengehen digital frei gestalten kannst.

Auch die Rolle der Ernährung wird beleuchtet: Du wirst erfahren, welche Lebensmittel und Getränke den Schlaf fördern oder stören können und wie du durch die richtige Ernährung zu einer besseren Nachtruhe beitragen kannst. Es folgen Kapitel, die den Einfluss deines Tagesablaufs und deiner Gewohnheiten auf den Schlaf untersuchen und wertvolle Tipps geben, wie du durch Routinen und Bewegung tagsüber die Schlafqualität verbessern kannst.

Abschließend wirst du hilfreiche Ansätze kennenlernen, um mit Schlafstörungen und damit verbundenen Ängsten umzugehen, falls sie bei dir auftreten. In diesem Kapitel zeige ich dir, wie du gezielt auf Schlafprobleme reagierst und wann es sinnvoll sein kann, professionelle Hilfe in Anspruch zu nehmen. Das Buch endet mit einem Blick auf die psychischen Aspekte des Schlafs und zeigt, wie ein erholsamer Schlaf dir hilft, mental resilienter und emotional stabiler zu sein.

Dieses Buch ist ein praktischer Leitfaden und soll dir helfen, auf deinem Weg zu besserem Schlaf und mehr Wohlbefinden neue Möglichkeiten zu entdecken. Schlafen ist eine Kunst – und mit diesem Buch wirst du lernen, sie wieder für dich zu meistern.

Kapitel 1: Die Wissenschaft des Schlafs

Schlaf ist ein faszinierendes und komplexes Phänomen, das für uns alle selbstverständlich erscheint, obwohl wir die Details dessen, was dabei wirklich geschieht, oft kaum verstehen. Die Wissenschaft hat in den letzten Jahrzehnten erstaunliche Fortschritte gemacht, um dieses alltägliche, aber unverzichtbare biologische Bedürfnis genauer zu verstehen. In diesem Kapitel wirst du einen tiefen Einblick in die verschiedenen Aspekte des Schlafs gewinnen und erfahren, was genau im Körper und Gehirn passiert, während du schläfst.

Jeder von uns verbringt etwa ein Drittel seines Lebens schlafend. Doch Schlaf ist weit mehr als bloße Erholung – er ist ein komplexer und dynamischer Prozess, der deinen Körper und Geist regeneriert und erneuert. Diese Zeit der Ruhe ist nicht gleichmäßig oder einheitlich, sondern in Phasen unterteilt, die jeweils eine spezifische Funktion erfüllen. Dein Körper und Gehirn durchlaufen jede Nacht einen beeindruckenden Kreislauf von Schlafphasen, die nicht nur für das körperliche Wohlbefinden, sondern auch für die geistige und emotionale Gesundheit entscheidend sind.

Zentral für diesen Kreislauf ist der zirkadiane Rhythmus, deine innere biologische Uhr, die deinen Schlaf-Wach-Rhythmus und die verschiedenen Schlafphasen steuert. Dieser Rhythmus ist mit äußeren Einflüssen wie Licht und Dunkelheit synchronisiert und wirkt sich auf viele deiner Körperfunktionen aus, darunter Hormonproduktion, Körpertemperatur und Energielevel. Indem du ein besseres Verständnis für diesen Rhythmus entwickelst, wirst du erkennen, wie wichtig es ist, regelmäßige Schlafzeiten einzuhalten und eine natürliche Balance zwischen Schlaf und Wachzeit zu finden.

Ein weiterer wichtiger Aspekt dieses Kapitels ist die Frage nach der Schlafqualität. Nicht nur die Schlafdauer, sondern auch die Qualität des Schlafs ist entscheidend. Viele Menschen schlafen zwar acht Stunden oder mehr, wachen jedoch trotzdem müde auf. Warum? Erholsamer Schlaf erfordert, dass du genügend Zeit in den Tiefschlafphasen verbringst und der Körper somit ausreichend Gelegenheit erhält, sich zu regenerieren. Diese Tiefschlafphasen sind besonders wichtig für die Zellreparatur und das Immunsystem sowie für die Konsolidierung von Gedächtnisinhalten im Gehirn.

Abschließend werfen wir einen Blick auf die Folgen von Schlafmangel. Schlafmangel und schlechter Schlaf sind heute weit verbreitet und haben ernste gesundheitliche Auswirkungen. Das Lebenstempo unserer modernen Gesellschaft führt dazu, dass viele Menschen zu wenig Schlaf bekommen oder sich nicht ausreichend erholen können. Diese ständige Erschöpfung hat langfristig gravierende Folgen für die Gesundheit: das Immunsystem wird geschwächt, die mentale Belastbarkeit nimmt ab und das Risiko für Krankheiten wie Herzprobleme und Diabetes steigt. Auch psychische Auswirkungen wie Reizbarkeit, Konzentrationsprobleme und erhöhte Stressanfälligkeit gehen mit Schlafmangel einher.

Dieses Kapitel bietet dir eine solide Grundlage über die Wissenschaft des Schlafs, damit du besser verstehst, was deinen Körper und Geist stärkt und wie du selbst aktiv zur Verbesserung deines Schlafs beitragen kannst. In den folgenden Unterkapiteln tauchen wir in die einzelnen Aspekte ein: Von den verschiedenen Schlafphasen über die Schlüsselrolle des zirkadianen Rhythmus bis hin zur entscheidenden Frage, warum Schlafqualität so wichtig ist und welche Auswirkungen Schlafmangel auf deine Gesundheit und dein Wohlbefinden hat. Mit diesem Wissen bist du bestens gerüstet, die weiteren Kapitel des Buches nicht nur zu lesen, sondern auch wirklich zu verstehen und anzuwenden.

1.1 Was ist Schlaf?

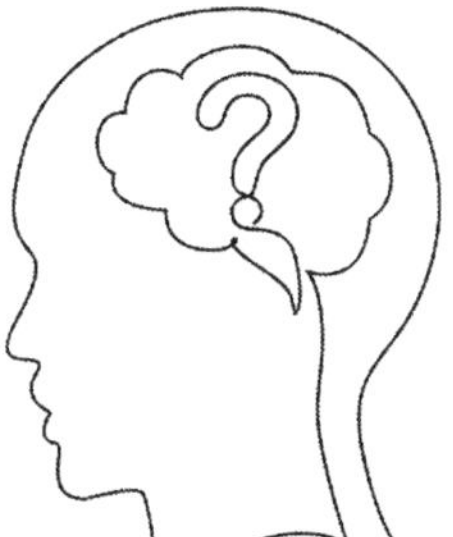

Schlaf ist ein komplexer und faszinierender Zustand, der aus einer Reihe von klar strukturierten Phasen besteht, die sich in einem bestimmten Muster abwechseln. Während des Schlafs arbeitet dein Körper aktiv daran, sich zu regenerieren und den Geist zu erholen, um dich auf den kommenden Tag vorzubereiten. Dabei durchläuft er verschiedene Phasen, die jeweils spezifische Funktionen erfüllen.

- *Die Schlafphasen: REM und Non-REM*

Der Schlaf lässt sich grob in zwei Hauptkategorien unterteilen: den Non-REM-Schlaf (nicht-REM-Schlaf) und den REM-Schlaf (Rapid Eye Movement). Beide Phasen sind entscheidend, doch sie unterscheiden sich deutlich in ihren Funktionen und der Aktivität, die währenddessen in deinem Körper stattfindet.

» *Non-REM-Schlaf*

Der Non-REM-Schlaf besteht aus drei Phasen, die in ihrer Tiefe und Intensität variieren und als Übergang zum REM-Schlaf dienen. Die erste Phase ist der Übergang zwischen Wachsein und Schlaf. Sie ist sehr leicht, und du kannst in diesem Stadium noch leicht geweckt werden. In der zweiten Phase beginnt sich der Körper auf tiefere Entspannung einzustellen: Deine Herzfrequenz und Atmung verlangsamen sich, die Körpertemperatur sinkt, und du gleitest in einen tieferen Schlaf.

Die dritte Phase des Non-REM-Schlafs ist der Tiefschlaf, oft auch als Slow-Wave-Schlaf bezeichnet. In dieser Phase sind Gehirnaktivität und Körperfunktionen stark verlangsamt, und der Körper führt wichtige Regenerationsprozesse durch. Während des Tiefschlafs werden geschädigte Zellen repariert, Wachstumshormone ausgeschüttet und das Immunsystem gestärkt. Diese Phase ist essentiell für körperliche Erholung und geistige Klarheit und kann als eine Art „Tiefenreinigung“ des Körpers betrachtet werden. Verbringst du nicht genug Zeit in dieser Phase, fühlst du dich oft nicht ausreichend erholt, auch wenn du insgesamt lange geschlafen hast.

» *REM-Schlaf*

Nach dem Tiefschlaf gelangt dein Körper in den REM-Schlaf, der etwa 90 Minuten nach dem Einschlafen beginnt. In dieser Phase ist das Gehirn besonders aktiv – fast so aktiv wie im Wachzustand. REM-Schlaf wird auch als die Phase bezeichnet, in der die meisten lebhaften Träume auftreten. Diese Aktivität des Gehirns hat einen wichtigen Zweck: Während des REM-Schlafs werden Eindrücke des Tages verarbeitet und das Gedächtnis gestärkt. Auch emotionale Erlebnisse und Stress können in dieser Phase verarbeitet werden, was dazu beiträgt, dass du morgens klarer und emotional stabiler aufwachst.

Ein gesunder Schlafzyklus besteht aus mehreren Abfolgen von Non-REM- und REM-Schlafphasen. Diese Zyklen wiederholen sich in der Regel etwa vier- bis fünfmal pro Nacht, wobei die REM-Phasen gegen Morgen länger werden. Jeder Zyklus trägt dazu bei, dass der Körper und Geist optimal regeneriert werden.

- Der zirkadiane Rhythmus und seine Bedeutung

Ein weiteres Schlüsselelement für gesunden Schlaf ist der zirkadiane Rhythmus – deine innere biologische Uhr, die den Schlaf-Wach-Rhythmus steuert. Dieser Rhythmus wird durch äußere Einflüsse wie Licht und Dunkelheit sowie durch interne Prozesse, wie die Freisetzung von Hormonen, reguliert. Die bekanntesten Hormone, die eine Rolle dabei spielen, sind Melatonin, das den Körper auf Schlaf einstellt, und Cortisol, das am Morgen ausgeschüttet wird und den Körper auf das Wachsein vorbereitet.

Am Abend, wenn das Licht schwindet, beginnt der Körper Melatonin auszuschütten, das uns müde macht und auf den Schlaf vorbereitet. Morgens, wenn das Sonnenlicht auf unsere Augen trifft, signalisiert das Gehirn die Einstellung der Melatoninproduktion und die Freisetzung von Cortisol. Dieser natürliche Rhythmus sorgt dafür, dass du tagsüber wach und abends müde wirst.

Doch viele moderne Einflüsse – wie künstliches Licht, Bildschirmnutzung und unregelmäßige Schlafzeiten – stören diesen natürlichen Rhythmus und können den Schlaf negativ beeinflussen. Ein Leben im Einklang mit deinem zirkadianen Rhythmus bedeutet, feste Schlafenszeiten einzuhalten, ausreichend Tageslicht aufzunehmen und abends auf intensive Lichtquellen, wie Bildschirme, zu verzichten. Auf diese Weise kann der Körper leichter in die natürliche Müdigkeit eintauchen und sich optimal erholen.

» *Fazit*

Der Schlaf ist kein einheitlicher Zustand, sondern ein komplexes System, das aus verschiedenen Phasen besteht, die in einem natürlichen Rhythmus ablaufen. REM- und Non-REM-Schlafphasen wechseln sich ab und spielen jeweils eine wichtige Rolle in der körperlichen und mentalen Erholung. Der zirkadiane Rhythmus wirkt dabei wie ein Taktgeber und sorgt dafür, dass diese Phasen in einer stabilen Abfolge stattfinden. Wenn du lernst, mit diesen natürlichen Abläufen zu arbeiten, kannst du deine Schlafqualität verbessern und die vielfältigen positiven Effekte eines erholsamen Schlafs besser nutzen.

1.2 Die Bedeutung der Schlafqualität

Ein guter Schlaf bedeutet weit mehr als einfach nur im Bett zu liegen und eine bestimmte Anzahl an Stunden zu schlafen. Tatsächlich ist die Qualität des Schlafs oft noch wichtiger als die bloße Dauer. Du kennst sicherlich das Gefühl, wenn du nach einer scheinbar langen Nacht dennoch müde aufwachst und den Tag über einfach nicht in Schwung kommst. Genau hier zeigt sich die Bedeutung der Schlafqualität. Nur ein wirklich erholsamer Schlaf bringt deinem Körper und Geist die Regeneration, die sie brauchen, um gesund und leistungsfähig zu bleiben. In diesem Kapitel lernst du, welche Faktoren die Schlafqualität beeinflussen und warum insbesondere die Tiefschlafphasen und die richtige Schlafdauer eine so zentrale Rolle für dein Wohlbefinden spielen.

- Wichtige Faktoren für erholsamen Schlaf

Viele Elemente wirken zusammen, um die Qualität deines Schlafs zu beeinflussen. Diese zu kennen und gezielt darauf einzuwirken, kann dir dabei helfen, besser und erfrischter aufzuwachen. Die wichtigsten Faktoren sind folgende:

» *Konsistenz und Regelmäßigkeit*

Ein gleichmäßiger Schlaf-Wach-Rhythmus ist für deinen Körper sehr wichtig. Indem du jeden Tag zur gleichen Zeit ins Bett gehst und aufstehst, hilfst du deinem Körper, sich auf die nächtliche Ruhe einzustellen und seinen inneren Rhythmus zu stabilisieren. Dieser feste Rhythmus ist ein zentraler Baustein der Schlafqualität. Wenn du ständig wechselnde Schlafenszeiten hast – etwa durch Schichtarbeit oder unregelmäßige Freizeitgestaltung – wird der Körper gestört und kann nicht so effizient regenerieren. Deine innere Uhr kommt durcheinander, was oft zu Einschlafproblemen und einem gestörten Schlaf führt.

» *Schlafumgebung*

Deine Umgebung hat einen erheblichen Einfluss darauf, wie gut du schlafen kannst. Ein dunkler, ruhiger Raum, der idealerweise kühl und gut belüftet ist, fördert den Schlaf erheblich. Lichtquellen, insbesondere das blaue Licht von Bildschirmen wie Smartphones oder Laptops, hemmen die Melatoninproduktion deines Körpers. Melatonin ist das Hormon, das dich müde macht und den Schlafzyklus steuert. Indem du deine Schlafumgebung optimierst – etwa durch Verdunkelungsvorhänge oder eine Raumtemperatur von etwa 18 Grad Celsius – erleichterst du deinem Körper den Eintritt in die verschiedenen Schlafphasen. Eine gute Matratze, das richtige Kopfkissen und ein angenehmes Bettklima sind ebenfalls essenziell, da sie deinem Körper die nötige Entspannung bieten.

» *Körperliche und geistige Entspannung*

Nicht selten liegt der Grund für Schlafprobleme in einem überreizten Nervensystem. In der heutigen Zeit, in der du durchgehend Reizen und Stress ausgesetzt bist, fällt es oft schwer, abends zur Ruhe zu kommen. Der Körper und Geist müssen jedoch entspannt sein, um in die Schlafphasen überzugehen. Hier können Abendrituale helfen, die dir signalisieren, dass es Zeit ist, sich auf den Schlaf vorzubereiten. Atemübungen, leichte Dehnübungen, Meditation oder das Lesen eines Buches können dir helfen, den Tag abzuschließen und die Sorgen des Alltags loszulassen. So kann der Körper leichter abschalten und in die verschiedenen Schlafphasen eintauchen.

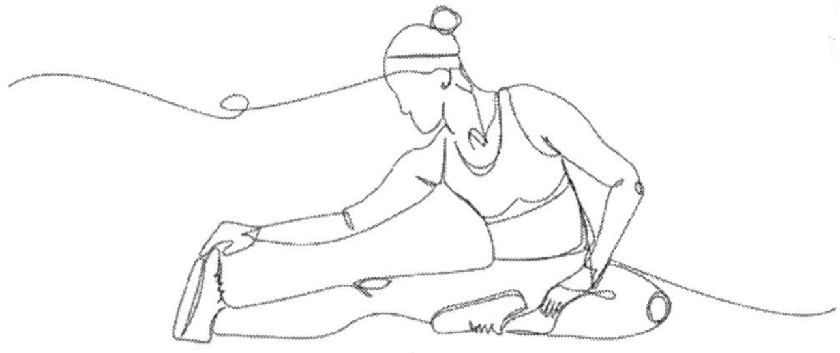

» *Vermeidung von Stimulanzien und schweren Mahlzeiten am Abend*

Koffein ist ein bekanntes Schlafhindernis, das auch dann noch wirkt, wenn die letzte Tasse Kaffee Stunden zurückliegt. Koffein hat eine Halbwertszeit von etwa sechs Stunden, was bedeutet, dass es bis zu einem Viertel des ursprünglichen Gehalts auch noch lange nach dem Konsum im Blut verbleiben kann. Selbst wenn du dich nicht mehr wach fühlst, verhindert das Koffein oft, dass du die Tiefschlafphasen erreichst. Auch Alkohol und schwere Mahlzeiten am Abend können die Schlafqualität mindern. Während Alkohol zunächst entspannend wirkt, stört er in der zweiten Nachthälfte oft die Tiefschlafphasen und führt zu häufigem Erwachen. Eine leichte Mahlzeit, die etwa zwei bis drei Stunden vor dem Schlafengehen eingenommen wird, ist hingegen optimal.

» Emotionale Ausgeglichenheit

Emotionale Unruhe, Stress und Sorgen können deinen Schlaf erheblich beeinträchtigen. Wenn du vor dem Schlafengehen in Gedanken festhängst, ist es oft schwer, in den erholsamen Tiefschlaf zu finden. Ein beruhigendes Abendritual, wie das Führen eines Tagebuchs, kann hier helfen. Indem du vor dem Zubettgehen deine Gedanken zu Papier bringst, kannst du viele Sorgen loslassen und deinem Kopf ein Signal geben, dass der Tag abgeschlossen ist. So findest du leichter zu innerer Ruhe und kannst entspannter schlafen.

- Die Rolle der Schlafdauer und Tiefschlafphasen

Die Schlafdauer allein ist noch kein Garant für einen erholsamen Schlaf. Die Zeit, die du im Bett verbringst, muss auch gut genutzt werden. Die Tiefschlafphasen, die du während des Non-REM-Schlafs durchläufst, sind entscheidend für die physische und mentale Erholung.

» *Die Bedeutung der Schlafdauer*

Obwohl die benötigte Schlafdauer individuell verschieden ist, liegt der empfohlene Durchschnitt für Erwachsene bei etwa 7 bis 9 Stunden pro Nacht. Innerhalb dieser Zeit durchläufst du mehrere Schlafzyklen, die sich aus REM- und Non-REM-Schlafphasen zusammensetzen. Eine kürzere Schlafdauer kann bedeuten, dass dein Körper weniger Zeit in den Tiefschlafphasen verbringen kann, die besonders wichtig für die Regeneration sind. Aber auch zu lange Schlafzeiten können paradox wirken: Manchmal fühlen wir uns sogar müder, wenn wir übermäßig lange schlafen. Wichtig ist es, die für dich optimale Schlafdauer zu finden, die deinem Körper die nötige Erholung bietet, ohne die Schlafqualität durch übermäßigen Schlaf zu beeinträchtigen.

» *Die Tiefschlafphasen und ihre Funktion*

Die Tiefschlafphasen sind die erholsamsten Phasen des Schlafzyklus. In dieser Phase ist die Gehirnaktivität am niedrigsten, und der Körper kann sich vollständig auf Reparatur- und Regenerationsprozesse konzentrieren. Es werden Wachstumshormone ausgeschüttet, die die Zellregeneration fördern und das Immunsystem stärken. Auch Muskeln und Gewebe regenerieren sich in dieser Phase, was insbesondere für die körperliche Gesundheit und Erholung wichtig ist.

Darüber hinaus hilft der Tiefschlaf deinem Gehirn, die Erlebnisse des Tages zu verarbeiten. Er fördert die Gedächtniskonsolidierung, das heißt, dein Gehirn speichert wichtige Informationen und

Eindrücke ab und ordnet sie. Ohne ausreichenden Tiefschlaf fehlt dem Gehirn diese notwendige Verarbeitung, was zu Konzentrationsproblemen und Gedächtnisverlust führen kann. Zudem wird während der Tiefschlafphase auch emotionaler Stress verarbeitet, sodass du morgens emotional stabiler und widerstandsfähiger aufwachst.

» *Die Auswirkungen unzureichender Tiefschlafphasen*

Unzureichender Tiefschlaf zeigt oft unmittelbare Auswirkungen: Müdigkeit und Erschöpfung, Konzentrationsprobleme, ein geschwächtes Immunsystem und erhöhte Reizbarkeit sind typische Symptome. Langfristig kann ein Mangel an qualitativ hochwertigem Schlaf das Risiko für ernsthafte Gesundheitsprobleme wie Herz-Kreislauf-Erkrankungen, Diabetes und sogar Depressionen erhöhen.

Ohne die Regeneration, die im Tiefschlaf stattfindet, ist dein Körper permanent auf einem niedrigeren Energieniveau, was zu physischen und mentalen Beschwerden führen kann. Menschen mit chronischem Schlafmangel berichten auch von einer geringeren Lebensqualität und einem Gefühl, dem Alltag nicht gewachsen zu sein.

» *Fazit*

Die Schlafqualität ist eine essenzielle Grundlage für deine Gesundheit und dein Wohlbefinden. Indem du deine Schlafumgebung optimierst, auf regelmäßige Schlafenszeiten achtest und Rituale zur Entspannung in deinen Alltag einbaust, kannst du deine Schlafqualität erheblich verbessern. Die Tiefschlafphasen sind dabei der Schlüssel zur Regeneration: Sie bieten deinem Körper und Geist die Zeit, sich vollständig zu erholen und die Herausforderungen des Tages zu verarbeiten. Wenn du dir dieser Zusammenhänge bewusst bist und die nötigen Anpassungen vornimmst, wirst du schnell spüren, wie positiv sich besserer Schlaf auf alle Lebensbereiche auswirkt.

1.3 Auswirkungen von Schlafmangel auf Körper und Geist

Schlafmangel ist weit mehr als nur eine Frage von Müdigkeit oder verminderter Leistungsfähigkeit am nächsten Tag. Er hat weitreichende Folgen für unsere körperliche und geistige Gesundheit und ist langfristig einer der größten Risikofaktoren für ernsthafte Gesundheitsprobleme. Während ein einzelner schlechter Schlaf bereits merkliche Auswirkungen auf unser Wohlbefinden hat, kann chronischer Schlafmangel zu erheblichen Beeinträchtigungen führen, die unser Leben nachhaltig negativ beeinflussen.

Dieses Unterkapitel zeigt dir, wie sich Schlafmangel auf Körper und Geist auswirkt und wie eng er mit Stress und emotionalen Belastungen verknüpft ist.

- Gesundheitliche Folgen und Risiken von Schlafmangel

Schlafmangel belastet unseren Körper in vielerlei Hinsicht. Besonders problematisch ist, dass die körperlichen Auswirkungen oft schleichend sind und nicht sofort als Folge von Schlafmangel wahrgenommen werden. Doch langfristig wird ein Schlafdefizit zum Risikofaktor für eine Reihe schwerwiegender Gesundheitsprobleme:

» *Beeinträchtigung des Immunsystems*

Einer der wichtigsten Mechanismen, die während des Schlafs stattfinden, ist die Stärkung und Regeneration des Immunsystems. Studien zeigen, dass bereits eine Nacht mit zu wenig Schlaf die Effektivität der Immunzellen reduziert. Das Immunsystem benötigt erholsamen Schlaf, um sich gegen Viren, Bakterien und andere Krankheitserreger zu wappnen. Menschen mit chronischem Schlafmangel sind daher häufiger erkältet und haben ein höheres Risiko, an Infektionskrankheiten zu erkranken. Schlafmangel schwächt auch die langfristige Abwehrfähigkeit des Körpers, was ihn anfälliger für Krankheiten macht und die Heilung von Verletzungen und Erkrankungen verzögert.

» *Erhöhtes Risiko für Herz-Kreislauf-Erkrankungen*

Ein dauerhaftes Schlafdefizit stellt eine erhebliche Belastung für das Herz-Kreislauf-System dar. Während des Tiefschlafs sinken Blutdruck und Herzfrequenz, was dem Herz-Kreislauf-System eine dringend benötigte Ruhephase gibt. Wird diese Ruhephase durch Schlafmangel unterbrochen, erhöht das den Blutdruck und die Herzfrequenz dauerhaft und fördert Entzündungsprozesse in den Blutgefäßen. Langfristig erhöht sich so das Risiko für Bluthochdruck, Herzinfarkte und Schlaganfälle. Zudem ist der Körper weniger belastbar und anfälliger für Stress, der wiederum das Herz-Kreislauf-System belastet.

» *Störungen im Stoffwechsel und erhöhtes Diabetesrisiko*

Schlafmangel beeinflusst die Hormonproduktion und damit auch den Stoffwechsel. Besonders die Insulinempfindlichkeit, also die Fähigkeit des Körpers, Zucker effizient zu verarbeiten, wird durch zu wenig Schlaf reduziert. Menschen, die chronisch schlecht schlafen, haben ein höheres Risiko für Übergewicht und Typ-2-Diabetes. Schlafmangel beeinflusst auch das Hungergefühl, da er die Ausschüttung des Hormons Ghrelin (das Hunger signalisiert) erhöht und die Ausschüttung des Hormons Leptin (das Sättigung signalisiert) verringert. Dies führt oft zu Heißhungerattacken und einer Neigung zu ungesunden Essgewohnheiten, was die Gewichtszunahme begünstigt und den Stoffwechsel weiter belastet.

» *Beeinträchtigung der körperlichen Leistungsfähigkeit*

Schlafmangel beeinträchtigt die Muskelregeneration und reduziert die körperliche Belastbarkeit. Ohne ausreichenden Tiefschlaf können Muskeln, Bänder und Sehnen nicht ausreichend regenerieren, was die Verletzungsgefahr erhöht und den Muskelaufbau hemmt. Für Sportler und alle, die körperlich aktiv sind, ist Schlaf daher ein entscheidender Faktor, um die Leistungsfähigkeit zu optimieren und das Verletzungsrisiko zu reduzieren. Zudem verringert sich die Koordinationsfähigkeit und Reaktionsgeschwindigkeit, was zu erhöhter Unfallgefahr führt.

- Psychische Auswirkungen und die Verbindung zu Stress

Die psychischen Folgen von Schlafmangel sind oft die ersten, die uns auffallen. Konzentrationsschwierigkeiten, Reizbarkeit und eine geringe emotionale Stabilität sind typisch für Menschen, die nicht ausreichend schlafen. Schlafmangel greift tief in die Hirnchemie ein und kann langfristig ernsthafte psychische Störungen fördern.

» Beeinträchtigung der kognitiven Funktionen

Ein erholsamer Schlaf ist für das Gehirn unersetzlich. Während der Nacht verarbeitet es Erlebnisse des Tages, verankert Erinnerungen und regeneriert sich für die nächste Wachphase. Schlafmangel beeinträchtigt diesen Prozess erheblich und führt dazu, dass kognitive Fähigkeiten wie Konzentration, Aufmerksamkeit und Gedächtnisleistung stark reduziert sind. Studien zeigen, dass Menschen mit Schlafmangel langsamer reagieren, Fehler häufiger machen und weniger klar denken können. Die Fähigkeit, Probleme zu lösen, verringert sich, und die Kreativität leidet unter dem Defizit.

» Erhöhte emotionale Reizbarkeit und verminderte Belastbarkeit

Schlafmangel wirkt sich stark auf die emotionale Stabilität aus. Schon eine Nacht mit wenig Schlaf kann dazu führen, dass du dich gereizt, gestresst und anfälliger für negative Emotionen fühlst. Das

Gehirn kann mit Stress schlechter umgehen, wenn es nicht ausreichend regeneriert ist. Menschen mit chronischem Schlafmangel zeigen oft eine erhöhte emotionale Reizbarkeit und sind weniger belastbar gegenüber alltäglichen Herausforderungen. Selbst kleine Probleme können als überwältigend empfunden werden, was die Fähigkeit zur Bewältigung von Stress erheblich beeinträchtigt.

» *Zusammenhang mit Depression und Angststörungen*

Langfristiger Schlafmangel ist ein bekannter Risikofaktor für die Entwicklung von Depressionen und Angststörungen. Studien belegen, dass Menschen mit chronischen Schlafproblemen eine doppelt so hohe Wahrscheinlichkeit haben, depressive Symptome zu entwickeln. Der Schlafmangel greift tief in die Serotonin- und Dopaminproduktion ein, zwei Neurotransmitter, die für das emotionale Wohlbefinden wichtig sind. Ohne ausreichenden Schlaf fehlt dem Gehirn die Zeit, emotionale Eindrücke zu verarbeiten und emotionale Stabilität zu wahren, was depressive Verstimmungen und Ängste verstärkt.

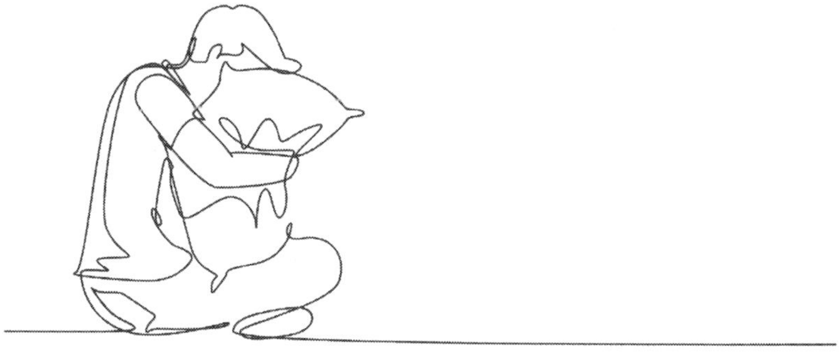

» *Schlafmangel und die Verbindung zu Stress*

Stress und Schlafmangel bilden oft einen Teufelskreis. Schlafmangel führt zu erhöhtem Stress, da das Gehirn weniger Ressourcen hat, um mit Herausforderungen umzugehen. Gleichzeitig führt ein hoher Stresspegel oft zu Schlafproblemen, da der Körper durch die Ausschüttung des Stresshormons Cortisol in einem „Wachmodus" bleibt. Menschen, die unter Stress leiden, haben oft Schwierigkeiten, in die tiefen Schlafphasen einzutauchen, da ihr Körper auf „Alarmbereitschaft" eingestellt ist. Diese dauerhafte Belastung verschlechtert nicht nur die Schlafqualität, sondern führt auch zu chronischem Stress, der die Gesundheit weiter belastet.

» *Fazit*

Schlafmangel ist ein ernstes Gesundheitsrisiko und beeinflusst beinahe alle Lebensbereiche. Er bildet das Fundament für körperliche Gesundheit, psychisches Wohlbefinden und emotionale Stabilität. Dauerhafter Schlafmangel schwächt den Stoffwechsel, das Immunsystem und die Herzgesundheit und verschlechtert die Fähigkeit, mit Stress umzugehen – was zu Reizbarkeit und Konzentrationsproblemen führt.

Mit einer guten Schlafhygiene, festen Schlafzeiten und Abendritualen kannst du aktiv an einem gesünderen Lebensstil arbeiten. Schlaf ist keine Nebensache, sondern essenziell für Gesundheit und Lebensqualität.

Kapitel 2: Ursachen von Schlafproblemen

Schlafprobleme sind weit verbreitet und können viele Gesichter haben. Manche Menschen kämpfen mit Einschlafproblemen, andere wachen mitten in der Nacht auf und finden keinen erholsamen Schlaf. Schlafstörungen sind in unserer modernen Welt so häufig geworden, dass sie fast als „normal“ gelten. Doch sie beeinträchtigen unsere Lebensqualität erheblich und können langfristig ernste gesundheitliche Folgen haben. Dieses Kapitel widmet sich den häufigsten Ursachen für Schlafprobleme und bietet dir wertvolle Einblicke, wie du die Hindernisse für guten Schlaf erkennen und überwinden kannst.

Unsere Schlafqualität wird von vielen Faktoren beeinflusst, die oft subtil und kaum wahrnehmbar wirken. Besonders Stress, eine häufig unterschätzte Schlafhygiene und die allgegenwärtige Bildschirmnutzung tragen dazu bei, dass sich der Körper schwer tut, in die nötige Ruhe und Entspannung zu finden. Die moderne Lebensweise mit ständiger Erreichbarkeit, einem hohen Leistungsdruck und der Reizüberflutung durch digitale Geräte setzt unser Nervensystem ständig unter Spannung und hindert uns daran, abzuschalten und zur Ruhe zu kommen. Dieses Kapitel zeigt dir auf, wie sich Stress und moderne Gewohnheiten negativ auf deinen Schlaf auswirken können, und bietet dir Anregungen, wie du bewusst dagegensteuern kannst.

Ein bedeutender Aspekt der Schlafprobleme ist das, was Schlafexperten als Schlafhygiene bezeichnen – die Gesamtheit von Gewohnheiten und Umweltfaktoren, die den Schlaf fördern oder stören können. Die richtige Schlafumgebung spielt eine entscheidende Rolle: Raumtemperatur, Lichtverhältnisse und Lärmbelästigungen haben einen großen Einfluss darauf, ob du erholsam schläfst oder nicht. Auch kleine Anpassungen in der Raumgestaltung, wie die Wahl der Bettwäsche oder die Anordnung von Möbeln, können einen erstaunlichen Unterschied machen. Ein weiterer bedeutender Einflussfaktor ist die Ernährung. Was und wann du isst und trinkst, kann dein Schlafverhalten stark beeinflussen. Koffein am Nachmittag, schwere Mahlzeiten am Abend oder Alkohol sind häufige Schlafstörer, die vielen Menschen gar nicht bewusst sind. Indem du lernst, auf deine Ernährungsgewohnheiten zu achten und sie gegebenenfalls anzupassen, kannst du die Voraussetzungen für einen besseren Schlaf schaffen.

Nicht zuletzt gibt es medizinische Ursachen, die zu Schlafproblemen führen können. Schlafapnoe, Restless-Legs-Syndrom und andere Erkrankungen können den Schlaf erheblich beeinträchtigen und erfordern in der Regel professionelle Behandlung. Es ist wichtig zu wissen, wann du möglicherweise ärztliche Hilfe in Anspruch nehmen solltest, um tiefer liegende Ursachen zu erkennen und gezielt anzugehen.

Das Ziel dieses Kapitels ist es, dir einen Überblick über die häufigsten Ursachen für Schlafprobleme zu geben und dir konkrete Lösungsansätze aufzuzeigen, wie du diese beseitigen oder zumindest mildern kannst. Wir beginnen mit dem wohl häufigsten Problem – dem Stress – und wie dieser den Schlaf negativ beeinflusst. Dann werfen wir einen Blick auf die Rolle der Bildschirmnutzung und das blaue Licht, das den natürlichen Schlaf-Wach-Rhythmus stört. Im Anschluss beschäftigen wir uns mit der Schlafhygiene und den Faktoren in deinem Umfeld, die den Schlaf fördern oder hindern können, darunter Temperatur, Licht, Lärm und Raumgestaltung. Schließlich widmen wir uns den Lebensstilfaktoren wie Ernährung, Koffein und Alkohol, die die Schlafqualität maßgeblich beeinflussen. Zu guter Letzt sprechen wir über medizinische Ursachen, bei denen professionelle Hilfe ratsam ist.

Dieses Kapitel soll dir helfen, die vielen Facetten der Schlafstörungen zu verstehen und ein Bewusstsein dafür zu entwickeln, wie du selbst aktiv zu einem besseren Schlaf beitragen kannst. Viele der Ursachen für schlechten Schlaf lassen sich durch kleine Veränderungen in den Alltag integrieren. Manchmal sind es bereits kleine, bewusste Anpassungen, die eine spürbare Verbesserung bewirken. Guter Schlaf ist keine Selbstverständlichkeit, aber du kannst viel dafür tun, ihn zu fördern. Mit diesem Wissen bist du einen wichtigen Schritt weiter auf deinem Weg zu einer nachhaltig verbesserten Schlafqualität.

2.1 Stress und seine Auswirkungen auf den Schlaf

Stress ist einer der häufigsten Gründe für Schlafprobleme in unserer modernen Welt. Obwohl der Mensch für den Umgang mit Stresssituationen biologisch ausgestattet ist, erleben viele Menschen heute einen Stresspegel, der über das hinausgeht, was der Körper verarbeiten kann. Arbeitsdruck, familiäre Verpflichtungen, finanzielle Sorgen, soziale Erwartungen und die ständige Erreichbarkeit durch Smartphones und digitale Medien – all dies erzeugt einen chronischen Stress, der das Nervensystem in Alarmbereitschaft hält. Dieser andauernde Zustand von Anspannung und Aufregung beeinträchtigt die Fähigkeit des Körpers, zur Ruhe zu kommen, was den Schlaf erheblich stören kann.

- *Wie Stress den Schlaf beeinflusst*

Um die Auswirkungen von Stress auf den Schlaf besser zu verstehen, ist es hilfreich, einen Blick auf die physiologischen Abläufe im Körper zu werfen. Wenn du Stress erlebst, schüttet der Körper Stresshormone wie Cortisol und Adrenalin aus. Diese Hormone sind dafür verantwortlich, den Körper in Alarmbereitschaft zu versetzen – die Herzfrequenz steigt, die Atmung wird schneller, und Muskeln spannen sich an. Diese „Kampf-oder-Flucht"-Reaktion ist evolutionär darauf ausgelegt, uns in Gefahrensituationen zu schützen, indem sie den Körper auf schnelle Handlungen vorbereitet.

In einer akuten Situation ist das hilfreich. Doch wenn der Stress chronisch wird, bleibt der Cortisolspiegel dauerhaft erhöht, was langfristig viele Körperfunktionen beeinträchtigen kann, insbesondere den Schlaf. Während du schläfst, sollte der Cortisolspiegel normalerweise sinken, damit dein Körper in die tieferen Schlafphasen eintreten kann, die für die Erholung entscheidend sind. Bleibt das Cortisol jedoch erhöht, wird der Schlaf leichter und weniger erholsam, da der Körper in einem „Wachzustand“ verharrt.

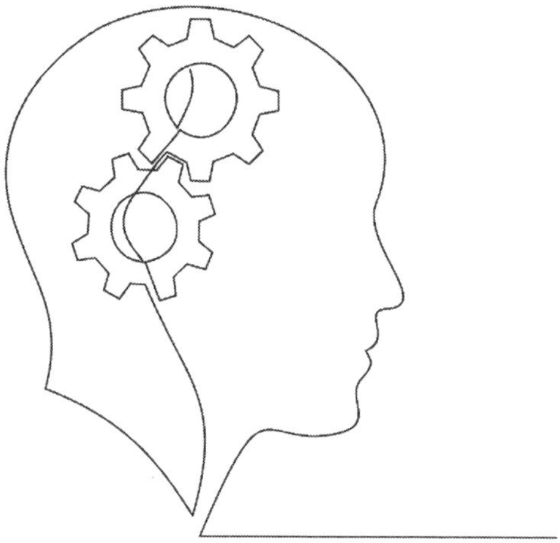

- Die Rolle des Gedankenkarussells

Stress wirkt nicht nur körperlich, sondern auch mental. Viele Menschen liegen abends wach und haben Schwierigkeiten, abzuschalten. Gedanken an unerledigte Aufgaben, bevorstehende Termine oder belastende Gespräche können wie ein „Gedankenkarussell“ im Kopf kreisen. Dieses ständige Grübeln und Analysieren verstärkt die Aktivität im Gehirn und verhindert, dass sich die mentale Ruhe einstellt, die für den Schlaf notwendig ist. Das Gehirn bleibt in einer aktiven, fast „wachsamen“ Verfassung und kann nicht in die nötige Entspannung gleiten, um die verschiedenen Schlafphasen reibungslos zu durchlaufen.

Das Grübeln am Abend kann dazu führen, dass sich der Schlaf-Wach-Rhythmus verschiebt, was den natürlichen Schlaf-Wach-

Rhythmus zusätzlich durcheinanderbringt. Diese Unruhe und das ständige Denken verstärken den inneren Stress weiter und erschweren es, den Tag loszulassen. Besonders problematisch ist, dass die Schlafqualität bei anhaltendem Stress auch in der Nacht immer schlechter wird – es entsteht ein Teufelskreis, bei dem Schlafmangel und Stress sich gegenseitig verstärken.

- Langfristige Folgen von stressbedingtem Schlafmangel

Chronischer Stress, der den Schlaf beeinträchtigt, hat weitreichende Folgen. Menschen, die unter anhaltendem Stress leiden und daher wenig erholsamen Schlaf bekommen, sind anfälliger für gesundheitliche Probleme. Die anhaltende Erhöhung von Cortisol wirkt sich negativ auf das Immunsystem aus, was die Anfälligkeit für Krankheiten erhöht. Auch die mentale Belastbarkeit nimmt ab, was die emotionale Stabilität gefährdet. Es kommt vermehrt zu Stimmungsschwankungen, Reizbarkeit und einem Gefühl der Überforderung.

Darüber hinaus steigt das Risiko für ernsthafte gesundheitliche Probleme wie Bluthochdruck, Herz-Kreislauf-Erkrankungen und Diabetes. Das Gehirn leidet ebenfalls unter dem chronischen Stress: Die kognitiven Funktionen, insbesondere die Gedächtnisleistung und Konzentrationsfähigkeit, verschlechtern sich, und das Risiko für Depressionen und Angststörungen steigt.

- Tipps zum Abbau von Stress für besseren Schlaf

Der erste Schritt, um den Schlaf bei Stress zu verbessern, besteht darin, den eigenen Stresslevel bewusst zu reflektieren und gezielt zu reduzieren. Hier sind einige Ansätze, die dir helfen können, Stress abzubauen und dadurch den Schlaf zu verbessern:

» *Entspannungsübungen und Atemtechniken*

Techniken wie progressive Muskelentspannung, tiefe Atemübungen oder autogenes Training helfen dabei, das Nervensystem zu beruhigen. Durch regelmäßige Anwendung lernst du, den Körper in einen Zustand der Entspannung zu versetzen, was den Einschlafprozess erleichtert. Einfache Atemtechniken, bei denen du tief in den Bauch atmest und den Atem bewusst verlangsamt, signalisieren dem Körper, dass keine Gefahr besteht und er sich entspannen kann.

» *Regelmäßige Bewegung*

Körperliche Aktivität ist ein hervorragendes Mittel, um Stresshormone abzubauen. Sport und Bewegung helfen, die Anspannung im Körper zu lösen und das Nervensystem zu entspannen. Dabei spielt die Art der Bewegung eine untergeordnete Rolle – wichtig ist, dass du dich regelmäßig bewegst. Spaziergänge in der Natur, Yoga oder leichtes Ausdauertraining sind besonders hilfreich, um den Stresslevel zu senken, ohne den Körper zusätzlich zu überlasten.

» *Mindfulness und Meditation*

Achtsamkeitsübungen und Meditation haben sich als sehr effektiv erwiesen, um den Geist zu beruhigen und das „Gedankenkarussell" abzustellen. Durch das bewusste Fokussieren auf den Moment kannst du lernen, deine Gedanken nicht weiter anzutreiben, sondern sie loszulassen. Bereits 10 bis 15 Minuten Meditation täglich können die Stressresistenz steigern und dazu beitragen, dass der Geist abends zur Ruhe kommt.

» *Tagesstruktur und Pausen einplanen*

Eine gute Tagesstruktur mit regelmäßigen Pausen hilft, Stress zu vermeiden. Setze dir realistische Ziele und plane ausreichend Zeit für Entspannung und Erholung. Zu wissen, dass es feste Ruhezeiten gibt, nimmt bereits viel von dem Druck, der uns häufig am Abend begleitet. Plane bewusst Zeiten ein, in denen du dich entspannst, und vermeide es, bis spät in die Nacht hinein zu arbeiten.

» *Abendrituale schaffen*

Ein festes Abendritual kann dem Körper und Geist signalisieren, dass der Tag zu Ende geht. Rituale wie das Lesen eines Buches, ein entspannendes Bad oder das Aufschreiben deiner Gedanken in ein Tagebuch helfen, den Tag bewusst abzuschließen. So vermeidest du, dass Gedanken über den Tag den Schlaf stören.

» Fazit

Stress ist ein ernsthafter Störfaktor für guten Schlaf und kann den Körper in einen Zustand chronischer Alarmbereitschaft versetzen, der den Schlafrhythmus und die Schlafqualität beeinträchtigt. Indem du lernst, Stress abzubauen und deinen Geist abends zur Ruhe zu bringen, kannst du die Grundlagen für eine erholsame Nachtruhe schaffen. Die Reduzierung von Stress ist ein Prozess, der Geduld erfordert, doch schon kleine Veränderungen in den täglichen Gewohnheiten können eine große Wirkung auf den Schlaf haben.

2.2 Bildschirmnutzung und die Wirkung von blauem Licht

Die Nutzung von Bildschirmen ist aus unserem Alltag kaum mehr wegzudenken: ob auf dem Smartphone, Tablet, Laptop oder Fernseher – Bildschirme begleiten uns vom Morgen bis zum Abend und sind ein wesentlicher Bestandteil des modernen Lebens geworden. Doch insbesondere in den Stunden vor dem Schlafengehen kann die Bildschirmnutzung den Schlaf erheblich beeinträchtigen. Einer der Hauptgründe hierfür ist das von Bildschirmen ausgestrahlte blaue Licht, das tief in unsere biologischen Prozesse eingreift. Dieses Unterkapitel untersucht, wie blaues Licht unseren natürlichen Schlaf-Wach-Rhythmus beeinflusst und welche negativen Auswirkungen Bildschirme auf den Schlaf haben können. Außerdem werden Wege aufgezeigt, wie du die negativen Effekte minimieren kannst, ohne vollständig auf digitale Geräte verzichten zu müssen.

- Die Wirkung von blauem Licht auf unseren Schlaf-rhythmus

Licht ist ein entscheidender Faktor für unseren zirkadianen Rhythmus, also die innere biologische Uhr, die unseren Schlaf-Wach-Zyklus steuert. Tagsüber signalisiert helles Tageslicht dem Körper, dass es Zeit ist, wach und aktiv zu sein. In den Abendstunden, wenn das natürliche Licht abnimmt, beginnt der Körper, das Hormon Melatonin auszuschütten. Dieses Hormon ist maßgeblich dafür verantwortlich, uns müde zu machen und den Körper auf den Schlaf vorzubereiten.

Blaues Licht, das von Bildschirmen ausgestrahlt wird, ähnelt in seiner Wellenlänge dem Tageslicht. Wenn du abends Bildschirme nutzt, insbesondere Smartphones oder Tablets, interpretiert der Körper das blaue Licht als Tageslicht. Dies führt dazu, dass die Melatoninproduktion gehemmt wird, und das Gehirn erhält das Signal, dass es noch nicht Zeit ist, sich auf den Schlaf vorzubereiten. Dieser Effekt hat weitreichende Folgen: Die natürliche innere Uhr wird gestört, der Schlaf-Wach-Rhythmus verschiebt sich, und das Einschlafen fällt schwerer. Untersuchungen zeigen, dass bereits 30 Minuten Bildschirmzeit vor dem Schlafengehen die Melatoninproduktion um bis zu 20 % reduzieren kann – ein deutlicher Eingriff in unseren Schlafzyklus.

- *Wie Bildschirmnutzung den Schlaf beeinflusst*

Die Auswirkungen der Bildschirmnutzung gehen jedoch über die Hemmung der Melatoninproduktion hinaus. Neben dem blauen Licht wirken sich auch die Inhalte, die wir auf Bildschirmen konsumieren, auf die Schlafqualität aus. Aufregende Nachrichten, spannende Filme oder die sozialen Medien, die uns emotional aktivieren, versetzen den Körper in einen Zustand erhöhter Wachsamkeit und hemmen die Fähigkeit, zur Ruhe zu kommen. Im Folgenden werden die wichtigsten Auswirkungen der Bildschirmnutzung auf den Schlaf näher betrachtet:

» *Verzögertes Einschlafen*

Das blaue Licht der Bildschirme verzögert die natürliche Ausschüttung von Melatonin, was dazu führt, dass du abends länger wach bleibst und später einschläfst, als es deinem biologischen Rhythmus entspricht. Selbst wenn du das Gefühl hast, körperlich müde zu sein, bleibt der Körper in einer Art „Wachmodus", weil das Hormon, das das Einschlafen fördert, gehemmt ist. Die Folge ist, dass sich der Einschlafprozess verzögert, was die Schlafdauer reduziert und die Erholung in der Nacht beeinträchtigen kann.

» *Beeinträchtigung der Schlafqualität*

Auch wenn du nach dem Bildschirmkonsum einschläfst, wird die Qualität des Schlafs häufig beeinträchtigt. Durch das gestörte Melatoninlevel und die Aufregung, die das Anschauen von Bildschirmen oft verursacht, fällt es dem Körper schwer, in die tiefen

Schlafphasen überzugehen, die für die Regeneration von Körper und Geist essenziell sind. Die Tiefschlafphasen, die insbesondere im ersten Drittel der Nacht auftreten, werden oft verkürzt, was dazu führt, dass der Schlaf weniger erholsam ist. Dies äußert sich am nächsten Morgen in Form von Müdigkeit und einem verminderten Gefühl der Frische.

» *Verminderte kognitive Leistungsfähigkeit und emotionale Belastbarkeit*

Schlechter Schlaf, verursacht durch abendliche Bildschirmnutzung, wirkt sich am Folgetag negativ auf die mentale Leistungsfähigkeit und emotionale Stabilität aus. Menschen, die regelmäßig in den Abendstunden Bildschirme nutzen und dadurch schlechter schlafen, berichten häufig von Konzentrationsproblemen, Reizbarkeit und einer allgemein erhöhten Anfälligkeit für Stress. Dieser Zustand beeinträchtigt nicht nur die Leistungsfähigkeit im Alltag, sondern schwächt auch die emotionale Resilienz. Untersuchungen haben gezeigt, dass Menschen, die chronisch schlechtem Schlaf ausgesetzt sind, ein höheres Risiko für depressive Symptome und Angststörungen aufweisen.

» *Der Teufelskreis von Bildschirmnutzung und Schlafmangel*

Ein weiterer negativer Aspekt der Bildschirmnutzung ist, dass sie oft zu einem Teufelskreis führt. Wenn du schlecht schläfst und tagsüber müde bist, greifst du möglicherweise häufiger zum Smartphone oder Laptop, um dich abzulenken oder zu entspannen. Dies verstärkt die Belastung durch Bildschirmnutzung und erschwert es, abends zur Ruhe zu kommen. Zudem nutzen viele Menschen Bildschirme als „Flucht“ vor Stress und Erschöpfung – ein Verhaltensmuster, das langfristig die Schlafqualität noch weiter verschlechtert und den natürlichen Schlafrhythmus stört.

- Strategien zur Reduzierung der negativen Effekte von Bildschirmnutzung

Es ist verständlich, dass die vollständige Vermeidung von Bildschirmen in der heutigen Zeit oft unrealistisch ist. Doch es gibt Möglichkeiten, die schädlichen Auswirkungen zu reduzieren und den Schlaf zu schützen. Hier sind einige effektive Strategien, um die negativen Effekte von Bildschirmnutzung und blauem Licht zu minimieren:

» Bildschirmfreie Zeit vor dem Schlafengehen

Versuche, mindestens eine Stunde vor dem Schlafengehen auf digitale Geräte zu verzichten. Schaffe dir eine Bildschirm-freie Zeit, in der du dich entspannenden Aktivitäten widmest, wie Lesen, Meditieren oder Entspannungsübungen. Diese „digitale Entgiftung“ hilft deinem Körper, die Melatoninproduktion auf natürliche Weise zu steigern und sich besser auf den Schlaf vorzubereiten. Indem du bewusst auf Bildschirme verzichtest, kann sich der Körper an die Abenddämmerung gewöhnen und der Schlaf-Wach-Rhythmus bleibt im Einklang mit dem natürlichen Rhythmus.

» *Nutzung von Blaulichtfiltern*

Viele Geräte verfügen inzwischen über „Nachtmodi" oder Blaulichtfilter, die den Anteil des blauen Lichts reduzieren und eine wärmere Farbtemperatur erzeugen. Diese Funktion ist besonders in den Abendstunden hilfreich und kann die schädliche Wirkung des blauen Lichts mindern. Alternativ gibt es spezielle Blaulichtfilter-Apps, die für Computer und Smartphones verfügbar sind. Auch Brillen mit Blaulichtfiltern können eingesetzt werden, um die Augen vor dem blauen Licht zu schützen und den Schlaf weniger zu beeinträchtigen.

» *Bewusste Wahl der Abendaktivitäten*

Überlege dir, wie du die Abendstunden sinnvoll und entspannend gestalten kannst. Oft werden Bildschirme genutzt, um den Tag ausklingen zu lassen, doch aufregende Inhalte – wie Nachrichten, Filme oder soziale Medien – wirken oft anregend und können den Stresslevel erhöhen. Entspanne dich stattdessen mit einem Buch, einem Hörbuch oder sanfter Musik. Wenn du dich für digitale Unterhaltung entscheidest, wähle Inhalte, die beruhigend wirken und deinen Geist nicht zusätzlich aktivieren.

» *Etablierung von abendlichen Entspannungsritualen*

Entwickle kleine abendliche Rituale, die dir helfen, den Tag bewusst abzuschließen und den Übergang zur Schlafenszeit zu erleichtern. Ein entspannender Tee, ein warmes Bad, sanfte Dehnübungen oder Atemtechniken signalisieren dem Körper, dass es

Zeit ist, zur Ruhe zu kommen. Solche Rituale helfen, den Geist auf die Nacht einzustellen und schaffen eine beruhigende Routine, die den Schlaf unterstützt.

» *Schaffung einer schlaffreundlichen Umgebung*

Reduziere die Lichtquellen in deinem Schlafzimmer, um eine schlaffreundliche Umgebung zu schaffen. Wenn du Bildschirme verwendest, dann dimme das Licht im Raum und nutze gedämpfte Lichtquellen, um die Melatoninproduktion nicht zu stören. Achte außerdem darauf, dass das Schlafzimmer kühl und ruhig ist – so kannst du das Einschlafen erleichtern und die Qualität deines Schlafs verbessern.

» *Fazit*

Die Nutzung von Bildschirmen und das darin enthaltene blaue Licht gehören zu den größten Störfaktoren für den Schlaf in unserer modernen Gesellschaft. Durch die Hemmung der Melatoninproduktion und die emotionale Aktivierung verzögern Bildschirme das Einschlafen, beeinträchtigen die Schlafqualität und erhöhen die Anfälligkeit für Stress und emotionale Instabilität. Mit bewussten Veränderungen – wie dem Verzicht auf Bildschirme vor dem Schlafengehen, dem Einsatz von Blaulichtfiltern und der Einführung entspannender Rituale – kannst du die negativen Effekte reduzieren und deinem Schlaf die nötige Erholung und Qualität geben.

2.3 Schlafhygiene und Umweltfaktoren

Die Schlafhygiene und die Gestaltung unserer Schlafumgebung haben einen enormen Einfluss auf die Qualität und Tiefe unseres Schlafs. Der Begriff „Schlafhygiene" umfasst dabei eine Reihe von Gewohnheiten und Faktoren, die einen erholsamen Schlaf fördern. Eine unzureichende Schlafhygiene kann dazu führen, dass selbst lange Nächte wenig erholsam sind und du am Morgen müde aufwachst. Die wichtigsten Umweltfaktoren, die die Schlafqualität beeinflussen, sind Temperatur, Licht, Lärm und Raumgestaltung. In diesem Unterkapitel erfährst du, wie du diese Faktoren gezielt optimieren kannst, um die besten Voraussetzungen für eine gute Nachtruhe zu schaffen.

- Temperatur: Die ideale Raumtemperatur für guten Schlaf

Die Temperatur im Schlafzimmer spielt eine zentrale Rolle, wenn es darum geht, den Körper auf die Nacht vorzubereiten. Wissenschaftliche Untersuchungen zeigen, dass der Körper zum Einschlafen und zur Aufrechterhaltung eines erholsamen Schlafs eine leicht gesenkte Körpertemperatur benötigt. Eine zu hohe Raumtemperatur kann das Einschlafen erschweren und die Tiefschlafphasen stören. Idealerweise sollte die Raumtemperatur im Schlafzimmer zwischen 16 und 18 Grad Celsius liegen – kühl genug, damit der Körper auf eine angenehme Weise auskühlt, aber nicht so kalt, dass du fröstelst.

» *Warum die Temperatur so wichtig ist*

Der Körper unterliegt einem natürlichen Rhythmus, bei dem die Körpertemperatur am Abend sinkt und bis in die frühen Morgenstunden niedrig bleibt. Diese Abkühlung signalisiert dem Körper, dass es Zeit ist, zur Ruhe zu kommen und in den Schlafmodus zu wechseln. In einer warmen Umgebung kann sich der Körper jedoch nicht optimal abkühlen, was dazu führt, dass der Schlaf leichter und weniger erholsam wird. Vor allem die Tiefschlafphasen, die für die körperliche und geistige Regeneration wichtig sind, werden durch eine zu hohe Raumtemperatur verkürzt oder sogar vollständig gestört.

» *Tipps für eine optimale Schlaftemperatur*

- **Raum kühlen**: Halte das Schlafzimmer möglichst kühl, indem du vor dem Schlafengehen lüftest oder bei Bedarf einen Ventilator oder eine Klimaanlage nutzt. Achte darauf, dass die Luft frisch ist, da auch der Sauerstoffgehalt die Schlafqualität beeinflussen kann.
- **Bettwäsche anpassen**: Verwende leichte Bettwäsche und atmungsaktive Materialien, die die Körpertemperatur regulieren. Im Sommer eignen sich leichte Decken oder Bettlaken aus Baumwolle oder Leinen, während im Winter wärmere Materialien wie Flanell die notwendige Wärme spenden, ohne den Körper zu überhitzen.
- **Schichtkleidung**: Schichtkleidung ermöglicht es, den Körper bei Bedarf warm zu halten und bei Überhitzung eine Schicht abzulegen, um die Temperatur flexibel anzupassen.

- *Licht: Dunkelheit als Voraussetzung für tiefen Schlaf*

Licht ist einer der wichtigsten äußeren Faktoren, die den Schlaf-Wach-Rhythmus beeinflussen. Eine dunkle Schlafumgebung ist ideal, da sie die Melatoninproduktion fördert und den Körper in den Schlafmodus versetzt. Selbst geringe Lichtquellen können den Schlaf stören, indem sie dem Gehirn signalisieren, dass es „Tag" ist, und die natürliche Ausschüttung von Melatonin hemmen.

» *Warum Dunkelheit wichtig ist*

Unser Körper reagiert auf Licht und Dunkelheit durch den zirkadianen Rhythmus, der durch das Schlafhormon Melatonin gesteuert wird. Melatonin wird vor allem dann ausgeschüttet, wenn es dunkel ist, und erreicht seinen Höhepunkt in den späten Abend- und frühen Nachtstunden. Licht – insbesondere blaues Licht von elektronischen Geräten oder Straßenbeleuchtung – reduziert die Melatoninausschüttung und hindert den Körper daran, in die tieferen Schlafphasen einzutreten.

» *Tipps für eine lichtfreie Schlafumgebung*

- **Verdunkelungsvorhänge oder Jalousien**: Nutze Verdunkelungsvorhänge oder blickdichte Jalousien, um Straßenlicht oder Licht von Nachbarn aus dem Schlafzimmer fernzuhalten. Dies schafft eine dunkle Umgebung, die dem Körper hilft, in den Schlafmodus zu schalten.
- **Bildschirmfreie Zone**: Verzichte auf elektronische Geräte im Schlafzimmer, um die Schlafumgebung frei von blauem Licht zu

halten. Nutze stattdessen traditionelle Wecker und schalte Smartphones und Tablets mindestens eine Stunde vor dem Schlafengehen aus.

- **Dimmen und warmes Licht**: Verwende dimmbare Lampen oder warmes Licht in den Abendstunden, um den Übergang vom Tag zur Nacht zu erleichtern. Warmes Licht mit einem niedrigen Blaulichtanteil bereitet den Körper auf den Schlaf vor und stört die Melatoninproduktion weniger.

- Lärm: Die stille Kraft für erholsamen Schlaf

Lärm ist einer der größten Feinde des erholsamen Schlafs. Auch wenn du dich an bestimmte Geräusche gewöhnt hast und sie dich möglicherweise nicht wecken, kann Lärm im Hintergrund die Schlafqualität mindern, indem er den Körper in eine Art „Alarmbereitschaft" versetzt. Der Körper bleibt unbewusst aufmerksam, was den Tiefschlaf beeinträchtigt und zu einer weniger erholsamen Nacht führt.

» Warum Lärm störend wirkt

Lärm löst im Körper eine unbewusste Stressreaktion aus, da das Gehirn in Alarmbereitschaft bleibt und auf potenzielle Gefahren achtet. Insbesondere die REM- und Tiefschlafphasen werden durch Geräusche stark beeinträchtigt, da sie die Schlafzyklen unterbrechen können, auch wenn du nicht vollständig aufwachst. Verkehrslärm, Nachbarn oder Haushaltsgeräte können den Schlaf stören und die Schlafqualität mindern, ohne dass du dir dessen bewusst bist.

» Tipps zur Reduzierung von Lärm

- **Ohrenstöpsel oder weiße Geräuschquellen**: Nutze Ohrenstöpsel oder eine Maschine für weißes Rauschen, um störende Geräusche zu minimieren. Weißes Rauschen überdeckt plötzliche Lärmausbrüche und schafft eine konstante, beruhigende Geräuschkulisse.
- **Fenster isolieren**: Wenn Lärm von außen das Schlafzimmer erreicht, kann eine bessere Isolation der Fenster hilfreich sein. Spezielle Lärmschutzvorhänge oder eine zusätzliche Dichtung an den Fenstern können ebenfalls dazu beitragen, Geräusche abzuschwächen.
- **Geräuschquellen im Haus minimieren**: Vermeide das Laufenlassen von Haushaltsgeräten wie Geschirrspüler oder Waschmaschine während der Schlafenszeit. Schalte elektronische Geräte aus, die ein Brummen oder Summen verursachen könnten.

- Raumgestaltung: Eine Wohlfühlatmosphäre schaffen

Die Gestaltung deines Schlafzimmers hat einen erheblichen Einfluss darauf, wie wohl und entspannt du dich fühlst. Ein aufgeräumtes, harmonisch gestaltetes Schlafzimmer schafft eine Atmosphäre der Ruhe und Geborgenheit, die den Übergang in den Schlaf erleichtert. Farben, Möbel, Materialien und persönliche Gegenstände beeinflussen das Wohlbefinden und damit die Schlafqualität.

» *Warum die Raumgestaltung zählt*

Unser Unterbewusstsein reagiert stark auf visuelle Eindrücke. Ein überfülltes oder chaotisches Schlafzimmer kann Unruhe erzeugen und den Geist in einen wachen, unruhigen Zustand versetzen. Eine gut durchdachte Raumgestaltung hingegen wirkt beruhigend und hilft, den Tag loszulassen. Natürliche Farben, sanftes Licht und wenige, aber gezielt eingesetzte Dekorationen schaffen eine Umgebung, die den Schlaf fördert und den Körper in einen entspannten Zustand versetzt.

» *Tipps zur Gestaltung eines erholsamen Schlafzimmers*

- **Natürliche Farben und Materialien**: Wähle Farben, die beruhigend wirken, wie sanftes Blau, Grün oder neutrale Töne. Natürliche Materialien wie Holz oder Leinen erzeugen eine warme Atmosphäre und wirken beruhigend.
- **Ordnung halten**: Ein aufgeräumtes Schlafzimmer trägt zur inneren Ruhe bei. Vermeide unnötige Dekorationen oder Gegenstände, die Ablenkung erzeugen könnten, und halte den Raum frei von Unordnung.
- **Gemütliche Bettgestaltung**: Das Bett ist der Mittelpunkt des Schlafzimmers. Eine hochwertige Matratze, bequeme Kissen und weiche Bettwäsche sorgen für Komfort und unterstützen die Entspannung. Investiere in Schlafutensilien, die dir ein angenehmes Schlafgefühl bieten.
- **Pflanzen für ein besseres Raumklima**: Pflanzen verbessern die Luftqualität und wirken beruhigend. Achte darauf, pflegeleichte Pflanzen zu wählen, die das Raumklima verbessern und eine erholsame Atmosphäre schaffen.

» Fazit

Die Schlafhygiene und die Schlafumgebung sind oft unterschätzte, aber entscheidende Faktoren für die Schlafqualität. Eine optimale Raumtemperatur, Dunkelheit, Stille und eine harmonische Raumgestaltung unterstützen den Körper dabei, in einen tiefen, erholsamen Schlaf zu finden. Schon kleine Veränderungen in der Schlafumgebung können eine große Wirkung haben und dazu beitragen, dass du jeden Morgen erfrischt und voller Energie aufwachst.

2.4 Lebensstilfaktoren: Ernährung, Koffein und Alkohol

Unsere Lebensgewohnheiten beeinflussen die Qualität unseres Schlafs oft mehr, als uns bewusst ist. Besonders die Ernährung, der Konsum von Koffein und Alkohol spielen dabei eine zentrale Rolle. Was und wann wir essen und trinken, hat direkte Auswirkungen darauf, wie gut wir einschlafen und wie erholsam unser Schlaf ist. In diesem Unterkapitel schauen wir uns an, wie diese Lebensstilfaktoren mit dem Schlaf zusammenhängen und welche Veränderungen du vornehmen kannst, um deinen Schlaf zu verbessern.

- Die Rolle der Ernährung für den Schlaf

Die Art der Lebensmittel, die wir zu uns nehmen, und der Zeitpunkt, zu dem wir essen, beeinflussen die Schlafqualität maßgeblich. Ein voller Magen kann die Einschlafphase erschweren, während der Verzicht auf bestimmte Nährstoffe das Einschlafen und

Durchschlafen ebenfalls beeinträchtigen kann. Der richtige Speiseplan kann helfen, eine entspannte Schlafatmosphäre zu schaffen, indem er den Körper in eine ruhige, ausgeglichene Verfassung bringt.

» Wichtige Ernährungsgewohnheiten für besseren Schlaf

- **Abendessen bewusst gestalten**: Ein zu spätes, schweres Abendessen kann die Verdauung belasten und den Körper aktiv halten, was das Einschlafen erschwert. Idealerweise sollte die letzte große Mahlzeit etwa zwei bis drei Stunden vor dem Schlafengehen eingenommen werden und leicht verdaulich sein. Nahrungsmittel wie Vollkornprodukte, mageres Protein und Gemüse sind gut geeignet, da sie den Körper mit Energie versorgen, ohne ihn zu überlasten.
- **Die richtigen Nährstoffe**: Bestimmte Nährstoffe fördern den Schlaf, darunter Magnesium, Kalium und B-Vitamine. Magnesium beispielsweise hilft, die Muskeln zu entspannen und das Nervensystem zu beruhigen. Lebensmittel wie Bananen, Mandeln, Spinat und Avocado sind reich an diesen Nährstoffen und eignen sich gut als kleine Snacks am Abend.
- **Vermeidung schwer verdaulicher Lebensmittel**: Scharfe, fettige oder sehr proteinhaltige Speisen sollten am Abend gemieden werden. Sie beanspruchen den Verdauungstrakt stark und können Sodbrennen oder Unwohlsein verursachen, was die Schlafqualität beeinträchtigt. Auch große Mengen Zucker und stark verarbeitete Lebensmittel sind nicht ideal, da sie zu Blutzuckerschwankungen führen können, die sich negativ auf die Schlafqualität auswirken.

- Koffein: Ein Stimulans, das den Schlaf beeinträchtigt

Koffein ist eines der meistgenutzten Stimulanzien weltweit und beeinflusst die Schlafqualität erheblich. Viele Menschen genießen Kaffee, Tee oder Cola als Energiequelle, um tagsüber wach und konzentriert zu bleiben. Doch Koffein hat eine lange Halbwertszeit und bleibt bis zu sechs Stunden oder länger im Körper. Selbst wenn der aufputschende Effekt abgeklungen ist, kann Koffein den Schlafzyklus stören und das Erreichen der erholsamen Tiefschlafphasen erschweren.

» *Wie Koffein den Schlaf beeinflusst*

Koffein blockiert die Wirkung von Adenosin, einem Botenstoff im Gehirn, der Müdigkeit signalisiert. Normalerweise steigt der Adenosinspiegel im Laufe des Tages an und macht uns abends müde. Koffein unterbricht diesen Prozess, wodurch das Müdigkeitssignal abgeschwächt wird und wir uns wach fühlen. Selbst Menschen, die das Gefühl haben, dass sie nach einer Tasse Kaffee problemlos einschlafen können, verbringen oft weniger Zeit in den erholsamen Tiefschlafphasen, da Koffein die Schlafarchitektur verändert.

» *Tipps für den Umgang mit Koffein*

- **Früherer Koffeinkonsum**: Idealerweise sollte Koffein nur bis zum frühen Nachmittag konsumiert werden, damit es genügend Zeit hat, im Körper abgebaut zu werden. Ein Verzicht auf Koffein in den Stunden vor dem Schlafengehen erleichtert das Einschlafen und sorgt dafür, dass der Schlaf ungestört bleibt.

- **Alternativen finden**: Wenn du das Bedürfnis nach einem warmen Getränk am Abend hast, wähle koffeinfreie Alternativen wie Kräutertee, Rooibostee oder warme Milch. Diese Getränke können beruhigend wirken, ohne den Schlaf zu stören.
- **Bewusstsein für versteckte Koffeinquellen**: Viele Menschen wissen nicht, dass auch Schokolade, bestimmte Medikamente und Energy-Drinks Koffein enthalten. Achte darauf, auf diese Produkte zu verzichten oder sie in den frühen Stunden des Tages zu konsumieren.

- Alkohol: Eine trügerische Einschlafhilfe

Alkohol wird oft als entspannendes Getränk angesehen und hilft manchen Menschen sogar beim Einschlafen. Doch auch wenn Alkohol zunächst beruhigend wirkt und das Einschlafen erleichtert, führt er im weiteren Verlauf der Nacht zu einer fragmentierten und unruhigen Schlafstruktur. Alkohol beeinflusst die Schlafphasen erheblich und vermindert vor allem die REM-Phasen, in denen das Gehirn wichtige Erlebnisse des Tages verarbeitet.

» Wie Alkohol den Schlaf beeinflusst

- **Störung der Schlafphasen**: Alkohol kann den Körper schneller in den Schlaf bringen, doch dieser Schlaf ist weniger erholsam. Die Tiefschlafphasen sind oft verkürzt, während die REM-Phasen – die für die mentale und emotionale Erholung entscheidend sind – ebenfalls reduziert werden. Am Ende führt dies dazu, dass der Körper nicht die Erholung erhält, die er braucht, um den Tag erfrischt zu beginnen.

- **Erhöhte Wahrscheinlichkeit des nächtlichen Aufwachens**: Alkohol wirkt zunächst beruhigend, doch im Laufe der Nacht, wenn der Alkohol abgebaut wird, kann dies zu vermehrtem Aufwachen führen. Der Körper wird durch den Abbauprozess angeregt, und es kommt zu vermehrtem Durst oder Harndrang. Diese Unterbrechungen stören den Schlafzyklus und führen zu einer verminderten Schlafqualität.
- **Verstärkung von Atemstörungen**: Alkohol entspannt die Muskeln im Körper, einschließlich der Atemwege. Dies kann bei manchen Menschen zu Schnarchen oder sogar zu Schlafapnoe führen, was die Schlafqualität zusätzlich beeinträchtigt. Insbesondere Menschen, die bereits leichte Atemprobleme haben, sollten den Alkoholkonsum am Abend minimieren oder gänzlich vermeiden.

» *Tipps für den Umgang mit Alkohol*

- **Mäßigung beim Alkoholkonsum**: Wenn du Alkohol trinkst, achte darauf, dies in Maßen zu tun und idealerweise ein paar Stunden vor dem Schlafengehen, damit der Körper den Alkohol teilweise abbauen kann, bevor du ins Bett gehst.
- **Alkoholfreie Alternativen finden**: Anstatt abends ein Glas Wein oder Bier zu trinken, kannst du auf alkoholfreie Alternativen zurückgreifen, wie z.B. alkoholfreies Bier oder Kombucha. Diese Getränke sind entspannend, ohne den Schlaf zu beeinträchtigen.
- **Bewusstsein für die Auswirkungen schaffen**: Bedenke, dass der kurzfristige Entspannungseffekt von Alkohol trügerisch ist und langfristig die Schlafqualität beeinträchtigt. Ein bewusstes Maßhalten oder der Verzicht auf Alkohol am Abend kann dir helfen, besser und tiefer zu schlafen.

» Fazit

Lebensstilfaktoren wie Ernährung, Koffein und Alkohol haben einen großen Einfluss auf die Schlafqualität. Ein leichter, frühzeitiger Abendimbiss, der auf nährstoffreiche Lebensmittel setzt, hilft dem Körper, sich optimal auf die Nachtruhe vorzubereiten. Koffein und Alkohol hingegen sollten in den Stunden vor dem Schlafengehen möglichst vermieden werden, um den natürlichen Schlafzyklus nicht zu stören. Mit diesen Anpassungen kannst du die Voraussetzungen für eine tiefere, erholsame Nachtruhe schaffen und die positiven Effekte eines guten Schlafs im Alltag spüren.

2.5 Medizinische Ursachen und wann professionelle Hilfe notwendig ist

Nicht alle Schlafprobleme lassen sich durch Veränderungen im Lebensstil oder in der Schlafhygiene lösen. In einigen Fällen haben Schlafstörungen tiefere, medizinische Ursachen, die eine spezifische Behandlung erfordern. Schlafprobleme, die auf solche medizinischen Ursachen zurückzuführen sind, können nicht nur die Lebensqualität massiv beeinträchtigen, sondern auch die allgemeine Gesundheit gefährden. Dieses Unterkapitel befasst sich mit den häufigsten medizinischen Ursachen für Schlafprobleme und zeigt auf, wann es sinnvoll ist, professionelle Hilfe in Anspruch zu nehmen.

- Häufige medizinische Ursachen für Schlafprobleme

Es gibt eine Reihe von Erkrankungen und Störungen, die sich direkt oder indirekt auf den Schlaf auswirken können. Einige dieser Probleme sind gut erforscht und relativ häufig, während andere seltener auftreten und schwieriger zu diagnostizieren sind. Zu den wichtigsten medizinischen Ursachen zählen Schlafapnoe, das Restless-Legs-Syndrom und Insomnie. Darüber hinaus können psychische Erkrankungen und chronische Schmerzen ebenfalls den Schlaf beeinträchtigen.

» Schlafapnoe

Schlafapnoe ist eine ernsthafte und weit verbreitete Schlafstörung, bei der die Atmung während des Schlafs wiederholt aussetzt. Diese Atemaussetzer können nur wenige Sekunden dauern, aber sie können sich über die Nacht hinweg Dutzende bis Hunderte Male wiederholen. Betroffene erleben während der Schlafapnoe-Momente eine Sauerstoffunterversorgung, was dazu führt, dass der Körper kurzzeitig aufwacht, um die normale Atmung wiederherzustellen. Diese häufigen Unterbrechungen stören die Schlafphasen und verhindern, dass Betroffene in die erholsamen Tief- und REM-Schlafphasen gelangen.

Schlafapnoe ist meist durch starkes Schnarchen, morgendliche Müdigkeit und Konzentrationsschwierigkeiten gekennzeichnet. Unbehandelt kann sie das Risiko für Herz-Kreislauf-Erkrankungen, Bluthochdruck, Schlaganfall und sogar Diabetes erhöhen. Menschen, die nachts häufig aufwachen und trotz langer Schlafzeit ständig müde sind, sollten daher über eine Untersuchung auf Schlafapnoe nachdenken.

» *Restless-Legs-Syndrom (RLS)*

Das Restless-Legs-Syndrom ist eine neurologische Erkrankung, die von einem unangenehmen Bewegungsdrang in den Beinen (und manchmal auch in den Armen) begleitet wird. Betroffene verspüren ein Kribbeln, Ziehen oder sogar Schmerzen in den Beinen, die vor allem in Ruhephasen, insbesondere am Abend oder in der Nacht, auftreten. Dieser Bewegungsdrang erschwert das Einschlafen und kann dazu führen, dass Betroffene häufig aufstehen und umhergehen müssen, um das unangenehme Gefühl zu lindern.

RLS ist nicht nur belastend, sondern hat auch direkte Auswirkungen auf die Schlafqualität. Die ständige Notwendigkeit, die Beine zu bewegen, und die damit verbundenen Schlafunterbrechungen verhindern eine erholsame Nachtruhe. Die Ursachen für das Restless-Legs-Syndrom sind noch nicht vollständig verstanden, doch genetische Faktoren, ein Eisenmangel oder neurologische Störungen können eine Rolle spielen. Eine frühzeitige Diagnose und Behandlung, oft durch Medikamente oder Eisenpräparate, kann die Symptome lindern und die Schlafqualität verbessern.

» *Insomnie (Schlaflosigkeit)*

Insomnie, oder Schlaflosigkeit, ist eine der häufigsten Schlafstörungen und zeichnet sich durch Schwierigkeiten beim Einschlafen, häufiges nächtliches Aufwachen oder sehr frühes Aufwachen am Morgen aus. Betroffene können nachts oft über längere Zeit wach liegen und haben Schwierigkeiten, zur Ruhe zu kommen. Insomnie kann sowohl kurzfristig (akut) als auch langfristig (chronisch) auftreten und wird häufig durch Stress, psychische Belastungen oder ungünstige Schlafgewohnheiten verursacht.

Chronische Insomnie kann erhebliche gesundheitliche Folgen haben, da sie zu anhaltender Müdigkeit, Reizbarkeit, Konzentrationsproblemen und sogar zu psychischen Erkrankungen wie Depressionen führen kann. Die Behandlung von Insomnie erfordert oft eine Kombination aus kognitiver Verhaltenstherapie, Schlafhygiene und – in manchen Fällen – medikamentöser Unterstützung.

» *Psychische Erkrankungen*

Psychische Erkrankungen wie Depressionen, Angststörungen und posttraumatische Belastungsstörungen (PTBS) gehen oft mit Schlafproblemen einher. Menschen mit Depressionen wachen häufig früh auf und finden dann keinen erholsamen Schlaf mehr, während Menschen mit Angststörungen oft unter Einschlafproblemen leiden, weil sich das Gedankenkarussell nicht abschalten lässt. PTBS kann durch nächtliche Alpträume und starke Ängste im Schlaf gekennzeichnet sein, die zu plötzlichem Erwachen führen.

Schlafprobleme sind bei psychischen Erkrankungen nicht nur eine Nebenwirkung, sondern oft auch ein Verstärker der Symptome. Eine Behandlung dieser Grunderkrankungen kann daher auch die Schlafqualität verbessern. Therapien wie die kognitive Verhaltenstherapie, Achtsamkeitstraining und – in schweren Fällen – Medikation können helfen, sowohl die psychischen Symptome als auch die Schlafprobleme zu lindern.

» *Chronische Schmerzen*

Chronische Schmerzen können den Schlaf erheblich stören und dazu führen, dass Betroffene Schwierigkeiten haben, eine angenehme Schlafposition zu finden oder nachts häufig aufwachen. Schmerzen zwingen den Körper oft, die Schlafposition zu wechseln oder führen zu einer leichten, unruhigen Schlafstruktur. Besonders Menschen mit Erkrankungen wie Arthritis, Rückenschmerzen oder Fibromyalgie leiden häufig unter gestörtem Schlaf und fühlen sich morgens nicht erfrischt.

Da chronische Schmerzen eine tiefere und anhaltende Ursache für Schlafprobleme darstellen, sind gezielte Schmerztherapien und eine enge Zusammenarbeit mit Fachärzten notwendig, um die Symptome zu lindern. Spezielle Kissen, orthopädische Matratzen oder körpertherapeutische Maßnahmen können ebenfalls helfen, eine angenehme Schlafposition zu finden und die Schlafqualität zu verbessern.

- *Wann professionelle Hilfe notwendig ist*

Wenn Schlafprobleme anhalten, die Lebensqualität erheblich beeinträchtigen oder mit ernsthaften Symptomen wie Atemaussetzern, extremem Schnarchen, ständiger Erschöpfung oder psychischen Belastungen einhergehen, ist professionelle Hilfe sinnvoll. Ein Hausarzt oder Schlafspezialist kann helfen, die Ursachen zu identifizieren und eine geeignete Behandlung zu empfehlen. In einigen Fällen ist eine Untersuchung im Schlaflabor sinnvoll, um die Schlafarchitektur und etwaige Störungen detailliert zu analysieren.

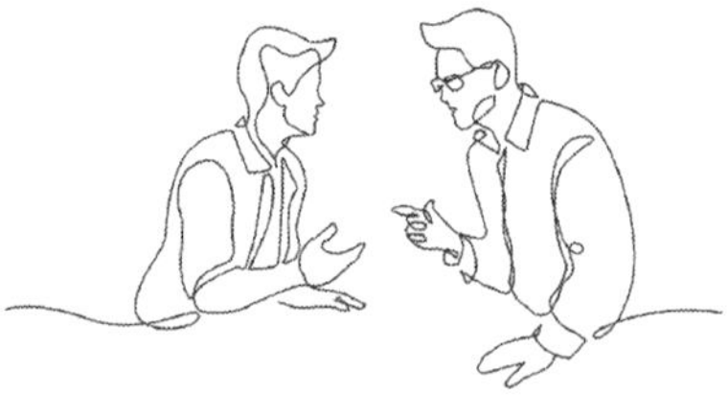

» Anzeichen, dass du professionelle Hilfe in Anspruch nehmen solltest

- **Anhaltende Müdigkeit und Erschöpfung**: Wenn du trotz ausreichender Schlafdauer ständig erschöpft bist und den Alltag nur schwer bewältigen kannst, könnte eine medizinische Ursache wie Schlafapnoe oder Insomnie dahinterstecken.
- **Atemprobleme oder Schnarchen**: Regelmäßiges, starkes Schnarchen, gepaart mit Atemaussetzern oder Erstickungsgefühlen, kann auf Schlafapnoe hindeuten und sollte dringend ärztlich abgeklärt werden.
- **Häufiges nächtliches Aufwachen**: Wenn du oft aufwachst und lange Zeit wach bleibst, könnte dies ein Anzeichen für eine

Grunderkrankung wie RLS oder Insomnie sein. Eine Untersuchung kann helfen, geeignete Behandlungsoptionen zu finden.

- **Schlafprobleme bei psychischen Belastungen**: Wenn Schlafprobleme im Zusammenhang mit Depressionen, Angstzuständen oder posttraumatischer Belastung auftreten, kann eine Therapie dazu beitragen, sowohl die psychischen Symptome als auch die Schlafqualität zu verbessern.
- **Chronische Schmerzen, die den Schlaf stören**: Falls chronische Schmerzen das Einschlafen und Durchschlafen erschweren, ist eine gezielte Schmerztherapie in Kombination mit Schlafhygiene-Maßnahmen sinnvoll.

- Behandlungsmöglichkeiten für medizinische Schlafprobleme

Die Behandlung medizinischer Schlafstörungen erfordert in der Regel einen individuellen, mehrschichtigen Ansatz. Neben einer möglichen medikamentösen Therapie (etwa bei Schlafapnoe oder Insomnie) kommen auch kognitive Verhaltenstherapie, Atemübungen, spezifische Schlafpositionen und in manchen Fällen physiotherapeutische Maßnahmen zum Einsatz. Im Falle von Schlafapnoe ist oft die Verwendung einer CPAP-Maske erforderlich, die die Atemwege offen hält und das Risiko von Atemaussetzern verringert.

Psychische Erkrankungen, die Schlafprobleme verursachen, lassen sich oft durch eine Kombination aus Psychotherapie und medikamentöser Behandlung lindern. Für chronische Schmerzpatienten bieten Schmerztherapien und physikalische Maßnahmen, wie gezielte Physiotherapie oder Entspannungsverfahren, eine Möglichkeit, den Schlaf zu verbessern.

» *Fazit*

Medizinische Ursachen für Schlafprobleme sind ernst zu nehmen und können weitreichende gesundheitliche Folgen haben. Schlafprobleme wie Schlafapnoe, das Restless-Legs-Syndrom, Insomnie sowie psychische und körperliche Erkrankungen beeinträchtigen oft die Lebensqualität. Schlafapnoe führt durch Atemaussetzer zu Sauerstoffmangel, was das Risiko für Bluthochdruck, Herz-Kreislauf-Erkrankungen und Diabetes erhöht. Das Restless-Legs-Syndrom mit unaufhörlichem Kribbeln in den Beinen erschwert das Einschlafen und führt zu Müdigkeit und Erschöpfung, was die Leistungsfähigkeit beeinträchtigen kann.

Auch psychische Belastungen wie Angststörungen, Depressionen oder Stress verstärken Schlafprobleme und schaffen einen Teufelskreis aus Schlafmangel und Belastung. Chronische Insomnie beeinträchtigt ebenfalls das Nervensystem und die emotionale Belastbarkeit.

Vermutest du eine medizinische Ursache hinter deinen Schlafproblemen, zögere nicht, professionelle Hilfe zu suchen. Eine Untersuchung im Schlaflabor oder durch Spezialisten kann klären, ob eine Erkrankung den Schlaf beeinflusst und welche Behandlungsmöglichkeiten bestehen. Ein frühzeitiges Eingreifen verbessert die Schlafqualität und kann gesundheitliche Langzeitfolgen verhindern – ein wertvoller Schritt zu einem gesünderen Leben.

Kapitel 3: Die richtige Schlafumgebung schaffen

Eine ruhige, entspannende und komfortable Schlafumgebung ist entscheidend, um einen erholsamen Schlaf zu finden. Unser Schlafzimmer ist ein Ort der Regeneration und sollte so gestaltet sein, dass es Ruhe und Entspannung fördert. Oft unterschätzen wir jedoch, wie viel Einfluss die Umgebung auf unsere Schlafqualität hat. Licht, Temperatur, Farben, Möbel und sogar die Luftqualität spielen eine Rolle, wie gut oder schlecht wir schlafen. Dieses Kapitel zeigt dir, wie du dein Schlafzimmer optimal einrichtest und anpasst, um die bestmöglichen Voraussetzungen für eine erholsame Nachtruhe zu schaffen.

Viele der kleinen Details, die den Schlaf beeinflussen, lassen sich durch einfache Anpassungen verbessern. Eine durchdachte Raumgestaltung, die den Bedürfnissen des Schlafs gerecht wird, schafft eine Atmosphäre, in der sich Körper und Geist entspannen können. Farben, die beruhigen, Möbel, die funktional und dennoch minimalistisch sind, und natürliche Materialien sorgen dafür, dass sich das Schlafzimmer als Rückzugsort und nicht als Arbeits- oder Ablageraum anfühlt. Bereits eine solche einfache Neugestaltung kann große Effekte haben: Das Schlafzimmer wird so zu einem Raum, der gezielt die Voraussetzungen für einen tiefen und erholsamen Schlaf unterstützt.

Ein weiterer wesentlicher Punkt ist die Wahl der Matratze und des Kissens. Die Matratze bildet die Grundlage für die nächtliche Erholung. Je besser sie auf die Bedürfnisse des Körpers abgestimmt ist, desto erholsamer kann der Schlaf sein. Rückenschmerzen, Nackenverspannungen oder unruhiger Schlaf können durch eine ungeeignete Matratze verursacht oder verschlimmert werden. Die richtige Matratze und ein passendes Kissen können diese Beschwerden lindern und den Schlafkomfort erheblich verbessern. Die Investition in eine hochwertige Schlafunterlage ist also eine Investition in deine Gesundheit und dein Wohlbefinden.

Neben der Matratze spielt auch die Temperatur eine große Rolle. Wissenschaftliche Studien belegen, dass der Körper eine leicht kühlere Raumtemperatur bevorzugt, um sich richtig zu entspannen. Eine angenehme Raumtemperatur im Schlafzimmer unterstützt den natürlichen Prozess des Einschlafens und trägt dazu bei, dass du nicht nur besser, sondern auch tiefer schläfst. Auch die Luftqualität ist wichtig: Frische Luft und ein ausreichender Sauerstoffgehalt fördern die Atmung und verhindern, dass du in stickiger oder abgestandener Luft schläfst, die zu Kopfschmerzen und einem unruhigen Schlaf führen kann. Eine regelmäßige Belüftung und der Einsatz von natürlichen Luftfiltern wie Zimmerpflanzen können hier positive Effekte bewirken.

Das Licht im Schlafzimmer spielt ebenfalls eine zentrale Rolle, da Licht und Dunkelheit unseren zirkadianen Rhythmus, die innere biologische Uhr, steuern. Der Körper reagiert auf Helligkeit und Dunkelheit, indem er das Hormon Melatonin ausschüttet, das uns müde macht und uns auf den Schlaf vorbereitet. Selbst geringe Lichtquellen wie ein Wecker oder Straßenlampen, die durch das Fenster leuchten, können die Schlafqualität beeinträchtigen, indem sie den Körper in einem leicht „wachen“ Zustand halten. Der Einsatz von Verdunkelungsvorhängen und die Reduzierung künstlicher Lichtquellen im Schlafzimmer schaffen eine Umgebung, die dem Körper hilft, in die nächtliche Ruhephase zu gelangen.

In diesem Kapitel erfährst du, wie du dein Schlafzimmer so gestalten kannst, dass es zu einem wirklichen Ort der Ruhe und Erholung wird. Wir beginnen mit der grundlegenden Raumgestaltung und zeigen, welche Farben und Materialien besonders beruhigend wirken. Im Anschluss widmen wir uns der Wahl der Matratze und der Kissen – zwei Elemente, die maßgeblich den Schlafkomfort bestimmen. Weiter geht es mit dem Thema Temperatur und Luftqualität, zwei wesentliche Faktoren, die oft unterschätzt werden, aber entscheidend für die Schlafqualität sind. Abschließend betrachten wir den Einfluss von Licht und Dunkelheit und geben dir Tipps, wie du dein Schlafzimmer möglichst lichtarm gestaltest, um den natürlichen Schlaf-Wach-Rhythmus zu unterstützen.

Mit diesem Wissen kannst du Schritt für Schritt deine Schlafumgebung optimieren und so die Weichen für einen tiefen, erholsamen Schlaf stellen. Ein gut gestaltetes Schlafzimmer bietet nicht nur mehr Schlafkomfort, sondern fördert auch das allgemeine Wohlbefinden und die mentale Ausgeglichenheit, die wir alle brauchen, um den Alltag gestärkt und voller Energie zu meistern.

3.1 Das ideale Schlafzimmer gestalten

Ein Schlafzimmer, das zum Wohlfühlen und Entspannen einlädt, ist der Schlüssel zu einem erholsamen Schlaf. Die Raumgestaltung spielt hierbei eine entscheidende Rolle: Farben, Möbel, Materialien und Dekorationselemente können den Raum entweder beruhigend und gemütlich machen oder ihn unruhig und belastend wirken lassen. Ein gut gestaltetes Schlafzimmer schafft eine Atmosphäre, in der du zur Ruhe kommst und den Tag loslassen kannst. In diesem Abschnitt lernst du, wie du deinen Schlafraum optimal einrichtest, um eine Umgebung zu schaffen, die deinen Schlaf unterstützt.

- Tipps zur Raumgestaltung für Entspannung

Die Gestaltung des Schlafzimmers sollte sich klar von den anderen Räumen der Wohnung unterscheiden. Während Wohnzimmer oder Küche häufig mit Aktivität und Austausch verbunden sind, sollte das Schlafzimmer ein Ort der Stille und Geborgenheit sein, der sich nur auf das Wesentliche konzentriert: den Schlaf. Dies erfordert eine gewisse Schlichtheit und Reduktion auf das Nötigste, ohne jedoch die Gemütlichkeit und Wärme zu vernachlässigen.

» *Minimalistische Gestaltung*

Zu viele Möbel und Deko-Objekte im Schlafzimmer können ablenkend wirken und Unruhe erzeugen. Ein minimalistischer Stil, der sich auf einige wenige, sorgfältig ausgewählte Möbel und Gegenstände beschränkt, fördert die Entspannung und schafft

Klarheit. Wähle nur die Möbelstücke, die du wirklich brauchst: ein bequemes Bett, einen Kleiderschrank und eventuell einen Nachttisch oder eine kleine Kommode. Verzichte möglichst auf elektronische Geräte wie Fernseher oder Computer, da sie das Gefühl der Ruhe stören und den Raum mit unnötigen Reizen füllen.

» *Ordnung und Sauberkeit*

Ein aufgeräumtes Schlafzimmer unterstützt die Entspannung. Unordnung oder übermäßiges Dekor kann Unruhe und Stress verursachen. Halte den Raum so frei wie möglich von Gegenständen, die keinen unmittelbaren Nutzen für den Schlaf haben. Ein aufgeräumter Raum erleichtert es, den Tag loszulassen und zur Ruhe zu kommen. Auch unter dem Bett sollte möglichst kein Stauraum für Gegenstände genutzt werden, da dies als Unordnung empfunden wird und die Energie im Raum beeinflusst.

» *Natürliche Materialien*

Die Wahl der Materialien im Schlafzimmer wirkt sich stark auf das Raumklima und die Atmosphäre aus. Natürliche Materialien wie Holz, Baumwolle oder Leinen erzeugen ein warmes, wohltuendes Gefühl und sind darüber hinaus oft frei von chemischen Zusätzen. Ein Holzbett oder Möbelstücke aus Naturholz wirken harmonisierend und unterstützen die Regeneration. Bettwäsche aus Baumwolle oder Leinen ist atmungsaktiv und fühlt sich angenehm auf der Haut an. Vermeide synthetische Materialien, da diese oft nicht atmungsaktiv sind und die Luftzirkulation im Bett behindern.

- *Welche Farben fördern den Schlaf?*

Die Farbwahl im Schlafzimmer hat einen großen Einfluss darauf, wie wohl wir uns im Raum fühlen und wie leicht es uns fällt, zur Ruhe zu kommen. Bestimmte Farben wirken beruhigend und fördern die Entspannung, während andere Farben stimulierend wirken und die Schlafqualität beeinträchtigen können.

» *Beruhigende Farben*

Farben wie Blau, Grün und sanftes Grau gelten als besonders beruhigend und sind deshalb ideal für das Schlafzimmer geeignet. Blau zum Beispiel wirkt sich nachweislich beruhigend auf das Nervensystem aus und reduziert den Blutdruck sowie die Herzfrequenz. Ein sanftes Blau erinnert an den Himmel oder das Meer und fördert ein Gefühl von Weite und Gelassenheit, was das Einschlafen erleichtert. Auch Grün wird als beruhigend empfunden, da es an die Natur erinnert und das Gefühl von Harmonie und Stabilität vermittelt.

Sanfte Grautöne können ebenfalls eine wohltuende Wirkung haben, solange sie nicht zu dunkel gewählt sind. Ein helles Grau oder Taupe wirkt elegant und zeitlos und bildet einen neutralen Hintergrund, der das Auge entspannt und dem Raum eine ruhige Note verleiht. Diese Farben lassen sich leicht mit anderen Farbtönen kombinieren und schaffen eine harmonische Atmosphäre.

» *Warme Naturtöne*

Natürliche Erdtöne wie Beige, Sand oder Creme vermitteln Wärme und Geborgenheit und lassen das Schlafzimmer einladend und harmonisch wirken. Diese Farben sind besonders vielseitig und lassen sich gut mit anderen Farben kombinieren, um eine behagliche Atmosphäre zu schaffen. Warme Naturtöne fördern das Gefühl von Sicherheit und sind ideal, um eine ruhige, entspannende Umgebung zu schaffen.

Vermeide jedoch zu intensive oder grelle Farben wie knalliges Rot oder kräftiges Orange, da sie als aktivierend und anregend empfunden werden. Solche Farben sind eher für Wohnräume geeignet, in denen Aktivität und Austausch stattfindet. Im Schlafzimmer hingegen können sie Unruhe verursachen und das Einschlafen erschweren.

» *Akzente setzen*

Akzente in Form von sanften Farben oder dezenten Mustern können dem Raum zusätzliche Tiefe und Persönlichkeit verleihen, ohne die beruhigende Wirkung zu stören. Zum Beispiel kann ein Hauch von Lavendel oder zartem Rosé ein Gefühl von Sanftheit und Geborgenheit vermitteln, ohne den Raum zu dominieren. Wenn du dennoch kräftigere Farbakzente setzen möchtest, kannst du dies gezielt durch Dekokissen, eine Tagesdecke oder kleine Accessoires tun. Diese können jederzeit ausgetauscht werden und beeinflussen das Gesamtbild weniger stark als die Wandfarben.

» *Textilien und Dekoration für ein gemütliches Schlafzimmer*

Die Wahl der Textilien und Dekorationsgegenstände spielt eine wichtige Rolle, um das Schlafzimmer behaglich und gemütlich zu gestalten. Textilien, die sich angenehm anfühlen, und sanfte Lichtelemente tragen dazu bei, dass du dich im Schlafzimmer wohlfühlst und leichter zur Ruhe kommst.

» *Bettwäsche und Vorhänge*

Setze auf weiche, atmungsaktive Bettwäsche, die sich angenehm auf der Haut anfühlt und die Temperatur im Bett reguliert. Bettwäsche aus Baumwolle, Leinen oder Jersey ist pflegeleicht und lässt die Haut atmen, was das Einschlafen fördert. Auch Verdunkelungsvorhänge sind eine sinnvolle Investition, um das Schlafzimmer dunkel und kühl zu halten, insbesondere in urbanen Gebieten, wo Straßenbeleuchtung den Schlaf stören kann.

» *Dekokissen und Decken*

Dekokissen und kuschelige Decken verleihen dem Bett und dem gesamten Schlafzimmer eine warme, einladende Atmosphäre. Setze bei den Materialien auf natürliche Stoffe und harmonische Farben, die zu deiner restlichen Farbgestaltung passen. Diese kleinen Details sorgen dafür, dass das Schlafzimmer gemütlich wirkt, ohne dass der Raum überladen oder unruhig erscheint.

» *Pflanzen für ein besseres Raumklima*

Pflanzen können nicht nur die Luftqualität verbessern, sondern auch eine beruhigende, natürliche Atmosphäre schaffen. Besonders empfehlenswert sind Pflanzen wie Lavendel, Aloe Vera oder Bogenhanf, die wenig Pflege benötigen und die Luftfeuchtigkeit regulieren können. Pflanzen wirken erdend und tragen dazu bei, dass du dich im Schlafzimmer geborgen und entspannt fühlst.

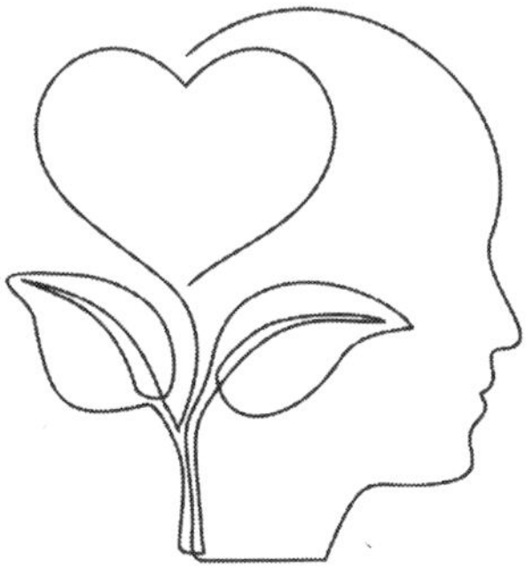

» *Fazit*

Das Schlafzimmer sollte ein Ort der Ruhe und Entspannung sein, an dem du den Tag loslassen und in tiefen, erholsamen Schlaf sinken kannst. Die Umgebung spielt dabei eine entscheidende Rolle: Eine minimalistische Gestaltung, natürliche Materialien und beruhigende Farben helfen, eine Atmosphäre zu schaffen, die den Körper zur Ruhe kommen lässt. Sanfte, gedeckte Farben an den Wänden wirken beruhigend und fördern die Entspannung, während Möbel aus Holz oder anderen natürlichen Materialien für Wärme und Geborgenheit sorgen.

Achte auch auf die Auswahl der Textilien, die im Schlafzimmer eine große Rolle spielen. Bettwäsche und Decken aus hochwertigen, atmungsaktiven Stoffen wie Baumwolle oder Leinen tragen nicht nur zu deinem Komfort bei, sondern helfen, die ideale Schlaftemperatur zu bewahren. Die Dekoration sollte dezent gehalten sein, damit das Schlafzimmer frei von Ablenkungen bleibt und den Geist zur Ruhe kommen lässt. Pflanzen oder Naturbilder können eine zusätzliche beruhigende Wirkung haben, sollten jedoch in Maßen eingesetzt werden, um das minimalistische Gefühl beizubehalten.

Jedes Detail, von den Farben und Materialien bis zur Dekoration, trägt dazu bei, ein Umfeld zu schaffen, das deine Entspannung unterstützt. So wird dein Schlafzimmer zu einer wahren Wohlfühloase, die dir hilft, den Alltag loszulassen und neue Energie für den kommenden Tag zu schöpfen.

3.2 Die Rolle der Matratze und Kissenwahl

Die richtige Matratze und ein passendes Kissen gehören zu den wichtigsten Bestandteilen für erholsamen Schlaf. Eine Matratze und ein Kissen, die auf deine individuellen Schlafgewohnheiten und körperlichen Bedürfnisse abgestimmt sind, können Beschwerden wie Rückenschmerzen, Nackenverspannungen und unruhigen Schlaf lindern oder gar verhindern. Da wir etwa ein Drittel unseres Lebens im Bett verbringen, lohnt es sich, in hochwertige Schlafunterlagen zu investieren, die Komfort und Unterstützung bieten. Dieses Unterkapitel beleuchtet, wie die Wahl der Matratze und des

Kissens die Schlafqualität beeinflusst und wie du die richtige Entscheidung triffst.

- Die Rolle der Matratze für die Schlafqualität

Eine Matratze hat die Aufgabe, deinen Körper im Schlaf zu stützen und gleichzeitig eine angenehme Liegefläche zu bieten, auf der du dich entspannen kannst. Die Qualität und Eigenschaften der Matratze beeinflussen, wie gut sich die Muskulatur entspannen kann und wie gleichmäßig das Gewicht des Körpers verteilt wird. Eine ungeeignete Matratze kann zu Verspannungen und Druckstellen führen, da der Körper gezwungen ist, unnatürliche Haltungen einzunehmen, was zu Schlafstörungen und Beschwerden führt.

» Härtegrad der Matratze

Der Härtegrad ist ein entscheidendes Kriterium bei der Wahl der Matratze. Er beschreibt, wie fest oder weich die Matratze ist und sollte auf das Körpergewicht und die Schlafposition abgestimmt sein. Eine zu weiche Matratze kann dazu führen, dass der Körper zu stark einsinkt, wodurch die Wirbelsäule nicht ausreichend gestützt wird und sich krümmt. Eine zu harte Matratze hingegen übt starken Druck auf die Gelenke und die Wirbelsäule aus, was ebenfalls zu Verspannungen führen kann.

- **Leichte Personen** (unter 60 kg) profitieren oft von einer weicheren Matratze, die genügend nachgibt, um den Körper zu stützen und gleichzeitig Druckstellen zu vermeiden.

- **Menschen mit mittlerem Gewicht** (60-90 kg) fühlen sich meist auf einer mittel festen Matratze wohl, die eine gute Balance zwischen Komfort und Unterstützung bietet.
- **Schwerere Personen** (über 90 kg) benötigen oft eine festere Matratze, die ausreichend Stützkraft bietet und verhindert, dass der Körper zu tief einsinkt.

» *Material der Matratze*

Das Material der Matratze spielt ebenfalls eine große Rolle. Die gebräuchlichsten Matratzentypen sind Federkern-, Kaltschaum- und Latexmatratzen, die jeweils unterschiedliche Eigenschaften bieten:

- **Federkernmatratzen** sind stabil und atmungsaktiv und eignen sich gut für Menschen, die im Schlaf dazu neigen, warm zu werden. Sie bieten eine gute Luftzirkulation, sind jedoch weniger anpassungsfähig und haben oft eine etwas festere Liegeeigenschaft.
- **Kaltschaummatratzen** sind anpassungsfähig und bieten eine gute Unterstützung für den Körper. Sie sind leiser als Federkernmatratzen und haben eine gute Wärmespeicherung. Kaltschaum eignet sich besonders gut für Menschen, die eine stabile, druckentlastende Liegefläche bevorzugen und häufig ihre Schlafposition wechseln.
- **Latexmatratzen** sind sehr flexibel, hypoallergen und passen sich perfekt den Körperkonturen an. Sie bieten eine hohe Punktelastizität und eignen sich gut für Menschen, die Wert auf eine nachhaltige Matratzenwahl legen. Da Latex jedoch schwerer ist und eher warmhält, sind diese Matratzen weniger für Menschen geeignet, die im Schlaf stark schwitzen.

» *Zonen und Körperanpassung*

Viele moderne Matratzen sind in sogenannte Zonen unterteilt, die unterschiedliche Körperbereiche individuell stützen. Häufig sind es sieben Zonen, die den Kopf, die Schultern, den Lendenbereich, das Becken, die Oberschenkel, die Unterschenkel und die Füße gezielt entlasten. Eine zonierte Matratze passt sich der natürlichen Körperform an und sorgt dafür, dass die Wirbelsäule unabhängig von der Schlafposition gerade bleibt. Besonders für Seitenschläfer ist eine zonierte Matratze sinnvoll, da sie die Hüfte und Schultern in der Seitenlage unterstützt und verhindert, dass diese Bereiche zu stark einsinken.

- *Die Wahl des richtigen Kissens*

Das Kissen spielt eine ebenso wichtige Rolle wie die Matratze, da es die Wirbelsäule im oberen Bereich unterstützt und dafür sorgt, dass der Kopf und Nacken in einer natürlichen Position ruhen können. Ein ungeeignetes Kissen kann zu Nackenverspannungen, Kopfschmerzen und unruhigem Schlaf führen, da der Kopf entweder zu hoch oder zu tief liegt.

» *Kissenhöhe und -härte*

Die Höhe und Härte des Kissens sollten auf deine Schlafposition und persönlichen Vorlieben abgestimmt sein:

- **Rückenschläfer** benötigen ein eher flaches Kissen, das den Nacken leicht stützt, ohne den Kopf zu stark anzuheben. Ein zu hohes Kissen kann zu einer Überdehnung des Nackens führen und Verspannungen verursachen.

- **Seitenschläfer** sollten ein etwas höheres Kissen wählen, das die Lücke zwischen Schulter und Kopf ausgleicht und die Wirbelsäule in einer geraden Linie hält. Seitenschläfer-Kissen sind oft fester und höher, um den Kopf stabil zu halten und die Wirbelsäule zu entlasten.
- **Bauchschläfer** sollten am besten ein sehr flaches Kissen oder gar kein Kissen verwenden, um die natürliche Krümmung der Wirbelsäule nicht zu beeinträchtigen und den Nacken nicht zu überstrecken.

» *Material des Kissens*

Kissen sind in einer Vielzahl von Materialien erhältlich, die unterschiedliche Vor- und Nachteile bieten. Zu den beliebtesten Füllmaterialien gehören:

- **Daunen und Federn**: Diese Füllungen bieten einen weichen, anpassungsfähigen Komfort und sind besonders gut geeignet für Rückenschläfer, die ein weiches Kissen bevorzugen. Daunenkissen haben jedoch oft wenig Stützkraft und sind weniger geeignet für Seitenschläfer, die ein stabileres Kissen benötigen.
- **Memory-Schaum**: Kissen aus Memory-Schaum passen sich optimal an die Konturen des Nackens und Kopfes an und sind besonders empfehlenswert für Menschen mit Nackenproblemen oder für Seitenschläfer, die zusätzliche Unterstützung benötigen.
- **Latex**: Latexkissen sind hypoallergen, sehr formstabil und bieten eine gute Stützkraft. Sie eignen sich für alle Schlafpositionen und haben den Vorteil, dass sie länger formstabil bleiben und weniger häufig ausgetauscht werden müssen als andere Materialien.

- **Mikrofaser oder synthetische Füllungen**: Diese Kissen sind oft kostengünstiger und pflegeleicht. Sie bieten eine mittelmäßige Stützkraft und sind gut für Menschen geeignet, die weiche, pflegeleichte Materialien bevorzugen.

» *Fazit*

Die Wahl der richtigen Matratze und des passenden Kissens ist entscheidend für einen guten Schlaf und ein schmerzfreies Aufwachen. Eine Matratze, die deinen Körper optimal unterstützt, und ein Kissen, das den Nacken in der natürlichen Position hält, sind zentrale Elemente für eine gute Schlafqualität. Investiere daher in eine Matratze und ein Kissen, die zu deinen individuellen Bedürfnissen passen. Die richtige Schlafunterlage kann nicht nur den Schlaf verbessern, sondern auch Rückenschmerzen und Verspannungen vorbeugen – und damit langfristig zu mehr Wohlbefinden und Vitalität beitragen.

3.3 Temperatur und Luftqualität

Die Temperatur und Luftqualität im Schlafzimmer spielen eine zentrale Rolle für die Schlafqualität. Die richtige Raumtemperatur und frische, gut zirkulierende Luft tragen dazu bei, dass sich der Körper entspannt und die ideale Grundlage für erholsamen Schlaf geschaffen wird. Während wir oft viel Aufmerksamkeit auf Matratze, Kissen und Dekoration legen, werden Temperatur und Luftqualität häufig unterschätzt – dabei beeinflussen sie entscheidend, wie gut wir schlafen und wie erholt wir uns am nächsten Morgen fühlen. In diesem Unterkapitel erfährst du, warum die richtige

Temperatur und Luftqualität im Schlafzimmer so wichtig sind und wie du sie optimal einstellen kannst.

- *Warum die Raumtemperatur den Schlaf beeinflusst*

Unser Körper unterliegt einem natürlichen Temperaturregulationsprozess, der im Verlauf des Tages schwankt. Am Abend, kurz vor dem Schlafengehen, beginnt die Körpertemperatur leicht zu sinken – dies ist ein biologisches Signal, das den Körper auf die Nachtruhe vorbereitet. Eine kühlere Raumtemperatur unterstützt diesen Prozess, indem sie dem Körper hilft, sich schneller abzukühlen und damit besser in die verschiedenen Schlafphasen einzutreten.

Studien zeigen, dass die optimale Raumtemperatur für die meisten Menschen zwischen 16 und 18 Grad Celsius liegt. Eine zu hohe Temperatur kann dazu führen, dass der Körper Mühe hat, sich ausreichend abzukühlen, was das Einschlafen erschwert und die Schlafqualität beeinträchtigt. Wenn es zu warm ist, neigt der Körper dazu, unruhig zu schlafen und häufiger aufzuwachen. Zu kalte Temperaturen hingegen können das Wohlbefinden und die Schlafqualität ebenfalls beeinträchtigen, da der Körper Energie aufwenden muss, um sich warmzuhalten.

» *Auswirkungen einer zu hohen oder zu niedrigen Raumtemperatur*

- **Zu hohe Raumtemperatur**: Bei einer Raumtemperatur über 20 Grad Celsius wird der Schlaf meist leichter und weniger erholsam, da der Körper nicht ausreichend herunterkühlt. Es kann sein, dass du häufiger aufwachst und weniger Zeit in den tiefen Schlafphasen verbringst, was am nächsten Morgen zu Müdigkeit und weniger Energie führt.

- **Zu niedrige Raumtemperatur**: Temperaturen unter 16 Grad Celsius können dazu führen, dass der Körper während des Schlafs unnötig Energie aufwenden muss, um sich warm zu halten. Besonders wenn die Füße oder Hände kalt werden, führt dies oft zu einem unruhigen Schlaf und lässt den Körper schwerer entspannen.

- *Tipps zur optimalen Temperaturregulierung*

- **Raum vor dem Schlafengehen lüften**: Ein kurzes Stoßlüften vor dem Zubettgehen bringt frische, kühle Luft ins Zimmer und hilft, die Temperatur zu regulieren. Besonders in den Sommermonaten kann das Öffnen der Fenster in den kühleren Abend- oder Morgenstunden helfen, eine angenehme Raumtemperatur zu schaffen.
- **Thermostat und Heizung anpassen**: Ein programmierbarer Thermostat kann dabei helfen, die Raumtemperatur in der Nacht automatisch abzusenken. Im Winter kann die Heizung so eingestellt werden, dass die Temperatur abends leicht abgesenkt wird und am Morgen wieder ansteigt.
- **Kühle Bettwäsche und atmungsaktive Materialien verwenden**: Wähle Bettwäsche und Schlafbekleidung aus Materialien wie Baumwolle oder Leinen, die atmungsaktiv sind und die Körperwärme regulieren. Schwere, wärmespeichernde Materialien sollten, wenn möglich, nur im Winter oder bei besonders niedrigen Temperaturen verwendet werden.

- *Die Bedeutung der Luftqualität im Schlafzimmer*

Neben der Temperatur ist auch die Luftqualität im Schlafzimmer von zentraler Bedeutung für einen erholsamen Schlaf. Schlechte Luftqualität – verursacht durch abgestandene Luft, Schadstoffe oder zu geringe Luftfeuchtigkeit – kann zu Kopfschmerzen, trockenen Schleimhäuten und Atembeschwerden führen. Frische Luft hingegen fördert die Atmung, steigert die Sauerstoffzufuhr und unterstützt den Körper bei der Regeneration.

Eine gute Luftzirkulation sorgt dafür, dass der Kohlendioxidgehalt im Schlafzimmer niedrig bleibt und dass Sauerstoff in ausreichender Menge vorhanden ist. Abgestandene Luft mit hohem CO_2-Gehalt macht den Körper träge und führt dazu, dass der Schlaf weniger erholsam wird. Zudem kann die Luftqualität das Risiko für Atemwegsprobleme und allergische Reaktionen erhöhen, insbesondere wenn Staub, Schimmel oder andere Schadstoffe im Raum sind.

» *Die optimale Luftfeuchtigkeit im Schlafzimmer*

Ein weiteres Kriterium der Luftqualität ist die Luftfeuchtigkeit, die idealerweise zwischen 40 und 60 % liegen sollte. Zu trockene Luft, wie sie im Winter durch Heizungen entsteht, reizt die Atemwege und kann zu trockenen Augen, Hautirritationen und einem rauen Hals führen. Zu feuchte Luft hingegen begünstigt die Bildung von Schimmel und Milben, die wiederum Allergien und Atemwegsprobleme verschlimmern können.

» *Tipps zur Verbesserung der Luftqualität*

- **Regelmäßiges Lüften**: Stoßlüften für etwa 5–10 Minuten morgens und abends sorgt dafür, dass frische Luft ins Schlafzimmer gelangt und der Sauerstoffgehalt steigt. Dadurch wird die Luft im Raum erneuert und abgestandene, mit CO_2 angereicherte Luft entweicht.
- **Zimmerpflanzen als natürliche Luftfilter**: Einige Zimmerpflanzen wie Bogenhanf, Aloe Vera und Efeu tragen dazu bei, die Luftqualität zu verbessern, indem sie Schadstoffe aus der Luft filtern und Sauerstoff produzieren. Allerdings sollten zu viele Pflanzen im Schlafzimmer vermieden werden, da sie nachts ebenfalls Sauerstoff verbrauchen.
- **Luftreiniger oder Luftbefeuchter nutzen**: Ein Luftreiniger kann helfen, Feinstaub, Pollen und Schadstoffe aus der Luft zu entfernen. In besonders trockenen Räumen ist ein Luftbefeuchter sinnvoll, um die Luftfeuchtigkeit zu erhöhen und die Atemwege zu schonen.
- **Vermeidung von Schadstoffen**: Achte darauf, das Schlafzimmer frei von schädlichen Chemikalien zu halten, wie sie in vielen Putzmitteln oder Möbeln enthalten sind. Möbel aus natürlichen Materialien und schadstoffarme Farben sind eine gute Wahl für eine gesunde Luftqualität. Vermeide es außerdem, stark duftende Kerzen, Sprays oder Parfüms im Schlafzimmer zu verwenden, da diese die Luftqualität beeinträchtigen können.

» *Fazit*

Die richtige Temperatur und Luftqualität im Schlafzimmer sind essenziell für einen gesunden Schlaf. Eine kühle Raumtemperatur unterstützt die natürliche Thermoregulation des Körpers und erleichtert das Einschlafen, während eine gute Luftqualität und ausreichend Sauerstoff für eine erholsame Nachtruhe sorgen. Mit der richtigen Luftfeuchtigkeit und regelmäßiger Frischluftzufuhr schaffst du ein Raumklima, das nicht nur gut für deine Atemwege ist, sondern auch das Wohlbefinden und die Schlafqualität steigert.

3.4 Licht und Dunkelheit

Licht und Dunkelheit sind zentrale Elemente, die unseren natürlichen Schlaf-Wach-Rhythmus, auch zirkadianer Rhythmus genannt, steuern. Dieser innere Rhythmus, der stark von äußeren Lichtverhältnissen beeinflusst wird, bestimmt, wann wir uns wach und wann wir uns müde fühlen. Der Körper reagiert auf Licht und Dunkelheit, indem er das Schlafhormon Melatonin ausschüttet, welches uns müde macht und den Körper auf den Schlaf vorbereitet. In diesem Unterkapitel erfährst du, wie Licht und Dunkelheit den Schlaf beeinflussen und wie du eine lichtfreundliche Schlafumgebung schaffen kannst, die deinen zirkadianen Rhythmus unterstützt.

- Der Einfluss von Licht auf den zirkadianen Rhythmus

Unser zirkadianer Rhythmus ist ein biologischer Zyklus, der über etwa 24 Stunden hinweg läuft und verschiedene Körperprozesse steuert, darunter die Schlaf- und Wachzeiten. Licht ist der stärkste Taktgeber für diesen Rhythmus, und das Gehirn reagiert besonders empfindlich auf Helligkeit. Wenn Licht auf unsere Augen trifft, sendet der Sehnerv ein Signal an den sogenannten suprachiasmatischen Kern im Hypothalamus, das „Uhrwerk" des Gehirns. Dieses Signal unterdrückt die Melatoninproduktion und hält den Körper in einem wachen Zustand.

Wenn es abends dunkel wird, gibt der Körper wieder vermehrt Melatonin frei, was das Schlafbedürfnis steigert. Dies ist der Grund, warum wir uns bei Einbruch der Dunkelheit natürlich müder fühlen und in den Schlafmodus übergehen. Moderne Lichtquellen wie LEDs, Smartphones und Computerbildschirme stören jedoch diesen natürlichen Prozess, da sie blaues Licht emittieren, das dem Tageslicht ähnelt und die Melatoninproduktion hemmt. Der Körper bleibt daher länger in einem „wachen" Zustand, und der natürliche Schlaf-Wach-Rhythmus wird gestört.

- Lichtarten und ihr Einfluss auf den Schlaf

Nicht jedes Licht hat den gleichen Effekt auf den Körper. Blaues Licht, das in vielen elektronischen Geräten, aber auch in LEDs vorkommt, ist besonders anregend und unterdrückt die Melatoninausschüttung am stärksten. Wärmere Lichttöne hingegen, wie sie im natürlichen Sonnenuntergang vorkommen, haben weniger Einfluss auf den Melatoninspiegel und sind abends daher besser geeignet, um den Körper auf die Nacht vorzubereiten.

» Blaues Licht und Bildschirme

Blaues Licht wirkt aktivierend auf das Gehirn und hält den Körper in einem Zustand der Wachsamkeit. Besonders abends kann dies problematisch sein, da die Melatoninproduktion dadurch gestört wird und das Einschlafen erschwert wird. Der regelmäßige Konsum von blauem Licht vor dem Schlafengehen – etwa durch Smartphones, Tablets oder Computer – führt dazu, dass der Körper den Schlaf-Wach-Rhythmus verschiebt und schwerer zur Ruhe kommt. Studien zeigen, dass bereits 30 Minuten Bildschirmnutzung vor dem Schlafengehen die Melatoninproduktion um bis zu 20 % verringern kann.

» *Natürliches und warmes Licht*

Natürliches Tageslicht ist optimal für den Tagesrhythmus, da es den Körper an die Helligkeitsveränderungen des Tages und der Nacht anpasst. Am Abend sind jedoch warme, gedämpfte Lichtquellen ideal, um die Melatoninproduktion zu fördern und dem Körper zu signalisieren, dass es Zeit ist, sich auf den Schlaf vorzubereiten. Lichter mit warmen Farbtönen, wie etwa Glühbirnen oder spezielle Nachtlichter, eignen sich gut für die Abendstunden, da sie den Schlaf weniger beeinträchtigen als kaltes oder blaues Licht.

» *Dunkelheit: Warum eine lichtarme Schlafumgebung wichtig ist*

Während der Schlafphasen, insbesondere im Tiefschlaf und im REM-Schlaf, ist Dunkelheit entscheidend, um den Körper in einem optimalen Zustand der Erholung zu halten. Lichtquellen – auch geringe Lichtmengen wie Straßenlaternen, Weckeranzeigen oder elektronische Geräte im Standby-Modus – können den Schlaf stören, indem sie den Körper aus der Tiefschlafphase holen oder ein leichtes Erwachen verursachen. Wenn Lichtquellen das Schlafumfeld dominieren, ist der Schlaf oft leichter und weniger erholsam.

» Wie Dunkelheit den Schlaf verbessert

Die vollständige Dunkelheit im Schlafzimmer hilft, den Körper in einer tiefen Ruhe zu halten und die Schlafzyklen optimal zu durchlaufen. Während des Schlafs ist der Körper besonders lichtempfindlich, und selbst schwache Lichtquellen können den zirkadianen Rhythmus beeinflussen und die Qualität des Schlafs beeinträchtigen. Studien haben gezeigt, dass Menschen, die in dunklen Räumen schlafen, mehr Zeit in den Tiefschlafphasen verbringen und besser erholt aufwachen.

- Tipps zur Optimierung von Licht und Dunkelheit im Schlafzimmer

Eine lichtfreundliche Umgebung am Abend und eine lichtarme Umgebung während der Schlafenszeit können den natürlichen Schlaf-Wach-Rhythmus fördern und die Schlafqualität erheblich verbessern. Hier sind einige Empfehlungen, wie du Licht und Dunkelheit optimal einsetzen kannst:

» Bildschirmzeit am Abend reduzieren

Versuche, in den Stunden vor dem Schlafengehen auf elektronische Geräte zu verzichten oder Blaulichtfilter zu verwenden. Diese reduzieren den blauen Lichtanteil und erleichtern es dem Körper,

Melatonin freizusetzen. Idealerweise sollten Smartphones, Tablets und Computer mindestens eine Stunde vor dem Schlafengehen ausgeschaltet oder durch entspannende Aktivitäten ersetzt werden, um das Einschlafen zu erleichtern.

» Verdunkelungsvorhänge oder Jalousien

Um nächtliches Licht von Straßenlaternen oder anderen externen Lichtquellen zu blockieren, können Verdunkelungsvorhänge oder Jalousien hilfreich sein. Diese sorgen dafür, dass das Schlafzimmer vollständig abgedunkelt ist und der Körper in eine tiefe, ungestörte Ruhephase eintreten kann. Verdunkelungsvorhänge sind besonders in städtischen Gebieten vorteilhaft, wo häufige Lichtquellen die Schlafqualität beeinträchtigen.

» Gedämpftes, warmes Licht für den Abend

Für die Stunden vor dem Schlafengehen empfiehlt sich eine Lichtquelle mit warmen Farbtönen, wie zum Beispiel eine gedimmte Lampe oder eine Glühbirne mit warmem Licht. Diese Art von Beleuchtung bereitet den Körper auf die Nacht vor, indem sie die natürliche Abenddämmerung simuliert und die Melatoninausschüttung unterstützt. Dimmbares Licht bietet die Möglichkeit, die Helligkeit nach Bedarf anzupassen und so eine entspannende Atmosphäre zu schaffen.

» Lichtquellen im Schlafzimmer reduzieren

Achte darauf, alle unnötigen Lichtquellen im Schlafzimmer zu minimieren. Elektronische Geräte, die ein Standby-Licht haben, sollten wenn möglich ausgeschaltet oder zumindest abgedeckt werden. Auch ein Wecker mit einer hellen Anzeige kann störend wirken – ideal ist ein Wecker mit gedämpftem Licht oder eine Uhr, die sich auf eine minimale Helligkeit einstellen lässt.

» *Routine zur Nutzung von natürlichem Licht etablieren*

Setze dich morgens möglichst viel natürlichem Licht aus, um den zirkadianen Rhythmus zu stabilisieren. Tageslicht am Morgen signalisiert dem Körper, dass der Tag beginnt und stellt den natürlichen Schlaf-Wach-Rhythmus ein. Ein morgendlicher Spaziergang oder ein Frühstück in einem hellen Raum mit natürlichem Tageslicht kann helfen, den Körper auf den Tag einzustellen und die innere Uhr zu regulieren.

» *Fazit*

Licht und Dunkelheit sind mächtige Taktgeber für unseren Schlaf-Wach-Rhythmus und beeinflussen die Schlafqualität tiefgreifend. Das natürliche Zusammenspiel von Tageslicht und Dunkelheit reguliert unseren zirkadianen Rhythmus, der wiederum auf unsere innere Uhr wirkt und uns hilft, abends zur Ruhe zu kommen und morgens erfrischt aufzuwachen. Besonders in der modernen Welt, die durch künstliches Licht oft bis spät in die Nacht erhellt ist, wird dieser natürliche Rhythmus jedoch leicht gestört.

Die richtige Lichtumgebung am Abend und vollständige Dunkelheit während der Nacht fördern die Melatoninproduktion, das sogenannte „Schlafhormon," und unterstützen so einen gesunden Schlaf. Indem du gezielt auf abendliche Lichtquellen verzichtest oder diese auf warme, gedämpfte Beleuchtung umstellst und sicherstellst, dass dein Schlafraum möglichst dunkel ist, kannst du den Übergang in die Nachtruhe positiv beeinflussen.

Schon kleine Veränderungen, wie das Dimmen von Licht eine Stunde vor dem Schlafengehen oder das Verwenden von Schlafmasken oder Verdunkelungsvorhängen, können erhebliche Auswirkungen auf die Schlafqualität haben. Diese Maßnahmen helfen nicht nur dabei, schneller einzuschlafen, sondern fördern auch eine durchgehende und tiefere Nachtruhe. So kannst du durch bewusste Anpassungen der Lichtverhältnisse am Abend eine Grundlage für erholsamen Schlaf schaffen und langfristig deine Gesundheit und Lebensqualität verbessern.

Kapitel 4: Abendrituale für besseren Schlaf

Abendrituale sind eine wirkungsvolle Methode, um den Körper und Geist auf den Schlaf vorzubereiten und die Schlafqualität zu verbessern. In einer Zeit, in der Stress und ständige Erreichbarkeit zu einer Herausforderung für die mentale und körperliche Erholung geworden sind, können abendliche Routinen eine verlässliche Struktur schaffen, die dir hilft, den Tag bewusst abzuschließen und zur Ruhe zu kommen. Abendrituale sind mehr als nur Gewohnheiten – sie sind ein fester Bestandteil der Selbstfürsorge und fördern das innere Gleichgewicht, das wir für einen erholsamen Schlaf brauchen. In diesem Kapitel erkunden wir, wie du durch einfache, aber gezielte Rituale den Übergang in die Nachtruhe erleichtern kannst.

Ein entscheidender Aspekt von Abendritualen ist ihre Fähigkeit, den Parasympathikus – auch bekannt als „Ruhenerv" – zu aktivieren, der den Körper in einen Zustand der Entspannung versetzt. Während des Tages wird oft der Sympathikus, das Nervensystem für Aktivität und Aufmerksamkeit, angeregt, vor allem durch Stress, Arbeitsdruck und Reizüberflutung. Um abends abzuschalten, ist es wichtig, den Parasympathikus zu stärken und dem Körper durch bewusste Rituale zu signalisieren, dass es Zeit ist, zur Ruhe zu kommen. Durch diese physiologische Vorbereitung auf den Schlaf fällt es dem Körper leichter, schneller einzuschlafen und eine tiefere Schlafqualität zu erreichen.

Abendrituale schaffen nicht nur körperliche Entspannung, sondern auch mentale Klarheit. Durch Atemtechniken, Entspannungsübungen oder das Führen eines Tagebuchs kannst du den Geist zur Ruhe bringen, bevor du ins Bett gehst. Häufig kreisen abends noch viele Gedanken im Kopf, was das Einschlafen erschwert und die Qualität des Schlafs beeinträchtigen kann. Rituale, die dich in einen achtsamen Zustand versetzen und helfen, gedanklichen Ballast loszulassen, sind daher besonders wertvoll.

Ein weiterer wichtiger Bestandteil eines abendlichen Rituals ist der „Digital Detox" – eine technikfreie Zeit vor dem Schlafengehen. Bildschirme und digitale Geräte strahlen nicht nur blaues Licht aus, das die Melatoninproduktion hemmt, sondern stimulieren den Geist oft durch anregende Inhalte. Durch eine bewusste technikfreie Zeit am Abend signalisierst du deinem Körper, dass der Tag zu Ende geht, und erleichterst ihm den Übergang in die Nacht. Viele Menschen empfinden es zudem als befreiend, abends für eine Weile offline zu sein und sich von äußeren Reizen zurückzuziehen.

Zu einem abendlichen Ritual können auch einfache Atem- und Entspannungsübungen gehören, die helfen, den Körper sanft auf den Schlaf vorzubereiten. Atemtechniken, die die Atmung verlangsamen und vertiefen, beruhigen das Nervensystem und fördern das Einschlafen. Auch Meditation und Achtsamkeitsübungen, die dich von den Ereignissen des Tages distanzieren und den Fokus auf den

Moment lenken, können die Schlafqualität verbessern. Sie schaffen eine Atmosphäre der inneren Ruhe und helfen, emotionale Belastungen loszulassen.

Das Führen eines Tagebuchs ist ebenfalls ein wertvolles Abendritual. Es ermöglicht dir, Gedanken, Sorgen und Reflexionen niederzuschreiben und den Tag gedanklich abzuschließen. Wenn du dir jeden Abend ein paar Minuten Zeit nimmst, um Gedanken zu ordnen oder positive Erlebnisse des Tages aufzuschreiben, schaffst du einen bewussten Abschluss des Tages. Das Schreiben hilft nicht nur, mentalen Ballast loszulassen, sondern steigert auch die Dankbarkeit und Achtsamkeit, die für ein positives Schlafumfeld förderlich sind.

Dieses Kapitel widmet sich verschiedenen Abendritualen, die dich auf die Nachtruhe einstimmen und deine Schlafqualität verbessern können. Wir beginnen mit Entspannungs- und Atemtechniken, die helfen, den Körper in den Ruhemodus zu bringen. Danach geht es um die Praxis von Meditation und Achtsamkeit, die geistige Klarheit fördern und den Geist auf den Schlaf vorbereiten. Der „Digital Detox“ zeigt, wie wichtig technikfreie Zeiten für die mentale Erholung sind. Im Anschluss betrachten wir das Führen eines Tagebuchs als Methode, um Gedanken zu ordnen und den Tag bewusst abzuschließen. Schließlich erkunden wir sanfte Rituale, die dir helfen, den Übergang zur Schlafenszeit harmonisch zu gestalten.

Mit diesen Abendritualen kannst du eine Umgebung der Ruhe und Geborgenheit schaffen, die es deinem Körper und Geist ermöglicht, in einen tiefen, erholsamen Schlaf zu gleiten. Rituale sind nicht nur Gewohnheiten, sondern kleine Oasen der Selbstfürsorge und Achtsamkeit, die dir helfen, den Tag bewusst ausklingen zu lassen und das Beste aus deiner Nachtruhe herauszuholen.

4.1 Entspannungsübungen und Atemtechniken

Entspannungsübungen und Atemtechniken sind wirkungsvolle Methoden, um den Körper und Geist vor dem Schlafengehen zur Ruhe zu bringen und die Schlafqualität zu verbessern. Diese Techniken helfen, den Stress des Tages loszulassen, die Gedanken zu beruhigen und den Körper auf den Schlaf vorzubereiten. Durch gezielte Atemübungen und Entspannungstechniken kannst du das Nervensystem aktiv in einen Zustand der Ruhe versetzen, der das Einschlafen erleichtert und für eine tiefere, erholsamere Nachtruhe sorgt.

- *Warum Atemtechniken vor dem Schlaf so wichtig sind*

Atemtechniken beruhigen das Nervensystem, indem sie den Parasympathikus aktivieren, der für Entspannung und Regeneration zuständig ist. Häufig stehen wir tagsüber unter dem Einfluss des Sympathikus – der „Kampf-oder-Flucht"-Reaktion – die uns aktiv und aufmerksam hält. Dies ist zwar wichtig für die Bewältigung der täglichen Herausforderungen, jedoch hinderlich, wenn wir am Abend zur Ruhe kommen möchten. Indem du die Atmung verlangsamt und vertiefst, signalisierst du deinem Körper, dass er sich auf die Nachtruhe vorbereiten kann. Die bewusste Atmung hilft dabei, den Cortisolspiegel zu senken, die Herzfrequenz zu reduzieren und den Blutdruck zu stabilisieren – alles entscheidende Voraussetzungen für einen gesunden Schlaf.

Atemtechniken können zudem helfen, das Gedankenkarussell abends zu stoppen. Viele Menschen haben Schwierigkeiten einzuschlafen, weil sie mental noch bei den Ereignissen des Tages oder bei Sorgen und Aufgaben des nächsten Tages verweilen. Atemübungen lenken den Fokus weg von den Gedanken hin zur Atmung und fördern so einen Zustand der Achtsamkeit und inneren Ruhe.

- *Wirksame Atemtechniken für die Abendroutine*

Es gibt viele verschiedene Atemtechniken, die du in deine Abendroutine integrieren kannst. Hier sind einige der effektivsten Techniken, um Körper und Geist zur Ruhe zu bringen:

» *Die 4-7-8-Atemtechnik*

Die 4-7-8-Atemtechnik ist eine einfache und dennoch sehr wirkungsvolle Methode, um den Körper zu entspannen. Diese Technik wird häufig zur Beruhigung und zur Förderung des Schlafs eingesetzt, da sie die Atmung verlangsamt und den Parasympathikus aktiviert.

- **Anleitung**: Atme für vier Sekunden langsam und tief durch die Nase ein. Halte den Atem für sieben Sekunden an und atme dann für acht Sekunden langsam durch den Mund aus. Wiederhole diesen Zyklus drei- bis viermal.

Diese Technik hilft, den Körper in einen entspannten Zustand zu versetzen und das Einschlafen zu erleichtern. Durch die verlängerte Ausatmung wird das Nervensystem beruhigt, und der Körper kann besser loslassen.

» *Wechselatmung (Nadi Shodhana)*

Die Wechselatmung, auch Nadi Shodhana genannt, ist eine Atemtechnik aus dem Yoga, die für ihre beruhigende Wirkung bekannt ist. Sie balanciert das Nervensystem aus und hilft, Körper und Geist in Harmonie zu bringen.

- **Anleitung**: Setze dich aufrecht hin und lege die rechte Hand vor dein Gesicht. Schließe mit dem Daumen das rechte Nasenloch und atme durch das linke Nasenloch ein. Halte den Atem kurz an und schließe dann das linke Nasenloch mit dem Ringfinger, während du das rechte Nasenloch öffnest und durch dieses ausatmest. Atme dann durch das rechte Nasenloch ein, halte den Atem an und atme anschließend durch das linke Nasenloch aus. Wiederhole diesen Zyklus für einige Minuten.

Diese Technik hilft, den Geist zu beruhigen und den Energiefluss im Körper auszugleichen, was eine gute Voraussetzung für einen tiefen, erholsamen Schlaf schafft.

» *Bauchatmung (tiefe Zwerchfellatmung)*

Die Bauchatmung ist eine einfache, aber effektive Methode, um den Körper zu entspannen und das Nervensystem zu beruhigen.

Sie aktiviert den Parasympathikus, fördert die Sauerstoffaufnahme und hilft, die Muskeln zu entspannen.

- **Anleitung**: Lege dich auf den Rücken und platziere eine Hand auf deinem Bauch und die andere auf deiner Brust. Atme tief durch die Nase in den Bauch ein, sodass sich deine Bauchdecke hebt. Die Brust sollte dabei möglichst ruhig bleiben. Atme langsam durch den Mund aus und lasse den Bauch wieder absinken. Wiederhole die Übung für fünf bis zehn Minuten und konzentriere dich dabei darauf, die Atmung ruhig und gleichmäßig zu halten.

Die Bauchatmung ist besonders hilfreich, um körperliche und mentale Anspannung zu lösen. Durch das tiefe Einatmen in den Bauch wird das Zwerchfell aktiviert, was die Entspannung fördert und den Körper auf den Schlaf vorbereitet.

» *Gleichmäßiges Atmen (Kohärente Atmung)*

Beim kohärenten oder gleichmäßigen Atmen geht es darum, einen langsamen und gleichmäßigen Atemrhythmus zu finden. Diese Technik hilft, den Herzrhythmus zu beruhigen und eine gleichmäßige Atmung zu finden, die den Schlaf fördert.

- **Anleitung**: Atme für fünf Sekunden durch die Nase ein und atme für fünf Sekunden wieder aus. Achte darauf, dass die Atmung ruhig und ohne Anstrengung erfolgt. Diese Atemtechnik kann für einige Minuten vor dem Schlafengehen oder während des Einschlafens angewendet werden.

Das gleichmäßige Atmen fördert eine Balance im Körper und gibt dem Geist einen Anker, an dem er sich orientieren kann. Dies hilft, Gedankenschleifen zu reduzieren und den Übergang in den Schlaf zu erleichtern.

- Ergänzende Entspannungsübungen für einen ruhigen Schlaf

Neben Atemtechniken gibt es weitere Entspannungsübungen, die in Kombination die Entspannung verstärken können.

» Progressive Muskelentspannung

Die progressive Muskelentspannung ist eine Technik, bei der verschiedene Muskelgruppen im Körper bewusst angespannt und wieder entspannt werden. Diese Methode hilft, körperliche Spannungen zu lösen und den Körper schrittweise in einen entspannten Zustand zu bringen.

- **Anleitung**: Lege dich bequem hin und schließe die Augen. Beginne mit den Zehen und spanne sie für fünf Sekunden an, bevor du sie wieder entspannst. Gehe dann schrittweise alle Muskelgruppen im Körper durch – von den Beinen über den Bauch bis hin zu den Armen und dem Gesicht – und entspanne jede Gruppe nach dem Anspannen wieder.

» Visualisierung

Visualisierungsübungen fördern die mentale Entspannung und schaffen positive Bilder im Geist, die beruhigend wirken. Indem du dir ruhige Szenen wie einen Strand, einen Wald oder eine Wiese vorstellst, lenkst du den Fokus auf etwas Entspannendes und bereitest den Geist auf den Schlaf vor.

- **Anleitung**: Stelle dir einen Ort vor, an dem du dich sicher und entspannt fühlst. Visualisiere so viele Details wie möglich: die Farben, die Geräusche, die Temperatur. Lass die Vorstellung ruhig und langsam wirken und genieße die entspannende Wirkung.

» Fazit

Entspannungsübungen und Atemtechniken sind einfache und effektive Mittel, um den Körper auf den Schlaf vorzubereiten und den Geist zu beruhigen. Atemtechniken wie die 4-7-8-Methode oder die Bauchatmung fördern die Ruhe und signalisieren dem Körper, dass es Zeit ist, abzuschalten. Ergänzende Entspannungsübungen wie die progressive Muskelentspannung und Visualisierungsübungen helfen, den Tag loszulassen und eine Atmosphäre der Entspannung zu schaffen. Mit diesen Techniken kannst du dir eine Abendroutine aufbauen, die die Voraussetzungen für eine tiefe, erholsame Nachtruhe schafft.

4.2 Meditation und Achtsamkeit

Meditation und Achtsamkeit sind bewährte Techniken, die dabei helfen, den Geist zur Ruhe zu bringen, Stress abzubauen und die Schlafqualität nachhaltig zu verbessern. Wenn du vor dem Schlafengehen einige Minuten meditierst oder achtsame Übungen praktizierst, kannst du den Übergang zur Nachtruhe erleichtern und eine innere Ruhe fördern, die das Einschlafen beschleunigt und die Tiefe deines Schlafs unterstützt. Viele Menschen leiden heute unter Schlafproblemen, die durch Stress, ein unaufhörliches Gedankenkarussell oder den Drang zur ständigen Erreichbarkeit verstärkt werden. Meditation und Achtsamkeit schaffen hier eine Gegenbalance, indem sie uns lehren, den Moment zu genießen, Gedanken zu akzeptieren und den Geist bewusst in einen entspannten Zustand zu versetzen.

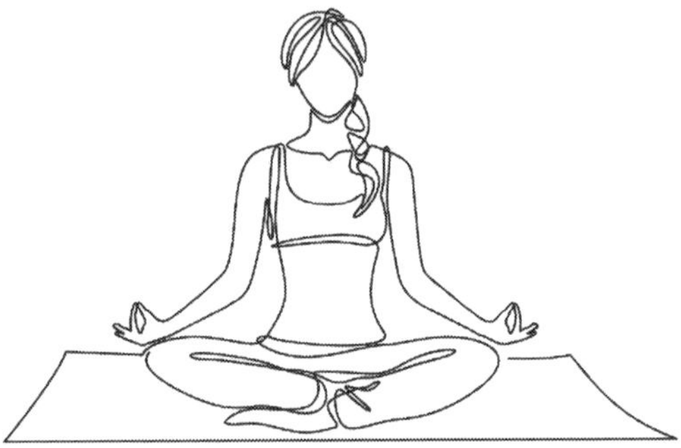

- Die Vorteile von Meditation und Achtsamkeit für die Schlafqualität

Meditation und Achtsamkeit wirken direkt auf das Nervensystem, indem sie den Parasympathikus aktivieren, der den Körper in einen Zustand der Ruhe und Entspannung bringt. Durch das bewusste Fokussieren auf den Atem, den Körper oder auf achtsame Gedanken wirst du ruhiger und kannst leichter vom Tag loslassen. Regelmäßige Meditation fördert zudem die Fähigkeit, negative Gedankenmuster zu erkennen und zu reduzieren, die oft im Zusammenhang mit Schlaflosigkeit stehen.

Eine regelmäßige Meditationspraxis hilft, Stresshormone wie Cortisol zu senken und die Ausschüttung von Endorphinen zu fördern. Diese Effekte verstärken das Gefühl der Ruhe und Gelassenheit und fördern die mentale und emotionale Resilienz – beides Aspekte, die besonders vor dem Schlafengehen wichtig sind. Meditation und Achtsamkeit können auch das Einschlafverhalten verbessern, da sie ein „Runterfahren" des Geistes unterstützen und ein inneres Gefühl von Zufriedenheit und Geborgenheit fördern, das die Qualität des Schlafs positiv beeinflusst.

- Effektive Meditations- und Achtsamkeitstechniken für besseren Schlaf

Es gibt viele verschiedene Meditations- und Achtsamkeitstechniken, die sich besonders gut als Abendrituale eignen. Hier sind einige der wirkungsvollsten Techniken, um den Geist zu beruhigen und die Schlafqualität zu fördern:

» Body-Scan-Meditation

Die Body-Scan-Meditation ist eine Entspannungsübung, bei der du deinen Körper in Gedanken von Kopf bis Fuß durchgehst und bewusst entspannst. Diese Technik hilft, körperliche Spannungen zu lösen und eine tiefere Verbindung zwischen Körper und Geist zu schaffen.

- **Anleitung**: Lege dich bequem hin und schließe die Augen. Beginne, deine Aufmerksamkeit auf die Kopfregion zu lenken und achte auf alle Empfindungen in diesem Bereich. Wandere dann langsam über den Nacken, die Schultern, Arme, Hände, Brust, Bauch, Beine bis hin zu den Füßen und spüre in jede Körperregion hinein. Wenn du an eine Stelle kommst, die sich angespannt oder unruhig anfühlt, versuche bewusst zu entspannen und die Anspannung loszulassen. Diese Übung kann fünf bis zehn Minuten dauern und hilft, Körper und Geist in Einklang zu bringen.

» *Atemmeditation*

Die Atemmeditation ist eine einfache und sehr effektive Technik, um den Geist zu beruhigen und die Achtsamkeit auf den Moment zu lenken. Indem du dich auf deine Atmung konzentrierst, lernst du, Gedanken loszulassen und den Geist zu klären.

- **Anleitung**: Setze dich bequem hin oder lege dich hin und schließe die Augen. Atme tief ein und aus und richte deine Aufmerksamkeit auf die Atmung – wie sich die Lungen füllen und leeren, wie die Luft durch die Nase strömt. Wenn Gedanken auftauchen, lass sie einfach vorüberziehen und kehre mit deiner Aufmerksamkeit zur Atmung zurück. Diese Übung kann fünf bis zehn Minuten oder länger dauern und fördert ein Gefühl der Ruhe und Achtsamkeit, das ideal für die Schlafvorbereitung ist.

» *Geführte Meditation*

Geführte Meditationen sind eine beliebte Methode, um sich abends zu entspannen. Sie werden oft von einer sanften Stimme begleitet, die dich durch eine Meditation leitet und dir hilft, den Alltag loszulassen und dich auf positive, beruhigende Bilder zu konzentrieren.

- **Anleitung**: Suche dir eine geführte Meditation, die auf das Thema Schlaf oder Entspannung ausgerichtet ist. Setze dich bequem hin oder lege dich ins Bett und lasse dich von der Stimme durch die Meditation leiten. Viele geführte Meditationen verwenden

Visualisierungen von ruhigen Orten wie Stränden, Wäldern oder Bergen, die helfen, den Geist zu beruhigen und ein Gefühl von Geborgenheit zu schaffen.

» *Dankbarkeitsmeditation*

Dankbarkeitsmeditation ist eine einfache, aber kraftvolle Technik, die dir hilft, den Tag positiv abzuschließen und den Fokus auf das Gute zu lenken. Diese Art der Meditation unterstützt ein Gefühl der Zufriedenheit und Gelassenheit, das für einen erholsamen Schlaf förderlich ist.

- **Anleitung**: Setze dich bequem hin und schließe die Augen. Denke an drei Dinge, für die du heute dankbar bist – das können kleine Erlebnisse oder positive Erfahrungen sein. Konzentriere dich für einige Momente auf diese Dinge und lasse das Gefühl der Dankbarkeit in dir aufkommen. Diese Meditation ist besonders hilfreich, um den Tag gedanklich abzuschließen und in einen Zustand der inneren Ruhe und Zufriedenheit zu gelangen.

- *Achtsamkeitstechniken für den Abend*

Neben der Meditation gibt es auch einfache Achtsamkeitstechniken, die dir helfen, den Übergang zur Schlafenszeit harmonisch zu gestalten und die Gedanken zu beruhigen.

» *Achtsames Atmen im Moment*

Achtsames Atmen ist eine Form der Achtsamkeit, bei der du dich auf das Ein- und Ausatmen konzentrierst, ohne den Atem zu verändern. Diese Technik hilft, den Geist zu fokussieren und den Körper in den Moment zu bringen.

- **Anleitung**: Setze dich oder lege dich hin, schließe die Augen und atme natürlich. Spüre, wie sich der Brustkorb oder der Bauch hebt und senkt, während du atmest. Achte darauf, den Atemfluss zu beobachten, ohne ihn zu kontrollieren. Wenn Gedanken kommen, lass sie einfach weiterziehen und kehre zur Atmung zurück.

» *Achtsames Hören*

Achtsames Hören ist eine Methode, um den Geist zu beruhigen, indem du dich auf die Umgebungsgeräusche konzentrierst, ohne sie zu bewerten oder verändern zu wollen.

- **Anleitung**: Setze dich oder lege dich hin, schließe die Augen und konzentriere dich auf die Geräusche in deiner Umgebung. Das können Geräusche aus der Natur, sanfte Hintergrundgeräusche oder sogar das Summen von Haushaltsgeräten sein. Versuche, diese Geräusche einfach wahrzunehmen, ohne sie zu beurteilen oder zu analysieren. Diese Übung fördert die Achtsamkeit und hilft, den Geist von Gedanken zu lösen.

- *Warum Meditation und Achtsamkeit die Schlafqualität fördern*

Meditation und Achtsamkeit fördern die Schlafqualität, indem sie den Geist beruhigen, die Stressresistenz stärken und die emotionale Ausgeglichenheit fördern. Regelmäßige Meditations- und Achtsamkeitspraxis senkt den Stresshormonspiegel, was einen tiefen, erholsamen Schlaf begünstigt. Durch die mentale Fokussierung auf den Moment und das Loslassen negativer Gedanken kannst du den Tag besser abschließen und mit einem klaren, ruhigen Geist ins Bett gehen.

Meditation und Achtsamkeit verbessern zudem die Selbstwahrnehmung und helfen dabei, Stress und Sorgen gezielt zu erkennen und loszulassen. Menschen, die regelmäßig meditieren oder achtsam sind, berichten von einer gesteigerten Zufriedenheit und einem stärkeren Gefühl der inneren Ruhe, das den Schlaf erleichtert und erholsamer macht.

» Fazit

Meditation und Achtsamkeit sind wertvolle Werkzeuge, um den Geist zur Ruhe zu bringen und die Schlafqualität zu fördern. Ob Body-Scan, Atemmeditation oder geführte Meditation – all diese Techniken helfen, Stress abzubauen und den Tag bewusst abzuschließen. Die Praxis der Achtsamkeit ermöglicht es, die Gegenwart wahrzunehmen und den Geist zu fokussieren, was den Schlaf fördert und den Übergang zur Nachtruhe erleichtert. Mit diesen Übungen schaffst du eine Basis für einen tiefen, erholsamen Schlaf und stärkst deine mentale und emotionale Ausgeglichenheit.

4.3 Die Bedeutung des Digital Detox

In unserer digital vernetzten Welt ist es zur Gewohnheit geworden, bis kurz vor dem Schlafengehen noch Bildschirme zu nutzen – sei es, um E-Mails zu lesen, durch soziale Medien zu scrollen oder die Lieblingsserie zu schauen. Doch die Nutzung von Smartphones,

Tablets, Computern und Fernsehern am Abend kann die Schlafqualität erheblich beeinträchtigen. Ein bewusster „Digital Detox", also eine technikfreie Zeit vor dem Schlafengehen, kann dir helfen, Körper und Geist auf die Nachtruhe vorzubereiten und den Schlaf zu verbessern. In diesem Unterkapitel erfährst du, warum es wichtig ist, abends auf digitale Geräte zu verzichten und wie du eine entspannte Abendroutine ohne Technik gestalten kannst.

- Warum Digital Detox wichtig für den Schlaf ist

Digitale Geräte strahlen blaues Licht aus, das die Melatoninproduktion hemmt – ein Hormon, das uns müde macht und den Schlaf-Wach-Rhythmus reguliert. Blaues Licht ähnelt in seiner Wellenlänge dem natürlichen Tageslicht und sendet dem Gehirn das Signal, wach zu bleiben. Die ständige Reizüberflutung durch Nachrichten, E-Mails oder Social Media hält zudem den Geist in einem aktiven, oft stressigen Zustand, der das Abschalten erschwert. Dadurch fällt es schwerer, zur Ruhe zu kommen, und das Einschlafen verzögert sich.

Ein weiterer Aspekt ist der psychologische Einfluss der digitalen Welt. Viele Inhalte, die wir auf Bildschirmen konsumieren – Nachrichten, Social Media-Posts oder E-Mails – regen den Geist an und aktivieren emotionale Reaktionen. Selbst harmlose Inhalte können unbewusst Stress oder Unruhe auslösen und die mentale Distanz zum Tag erschweren. Ein Digital Detox vor dem Schlafengehen schafft hier einen Gegenpol, indem er den Geist beruhigt und dem

Körper das Signal gibt, dass der Tag zu Ende geht und die Zeit der Entspannung beginnt.

- Positive Effekte des Digital Detox für den Schlaf

Der Verzicht auf Technik in den Stunden vor dem Schlafengehen bringt viele positive Effekte mit sich, die sich direkt auf die Schlafqualität und das allgemeine Wohlbefinden auswirken:

- **Verbesserte Melatoninproduktion**: Durch das Reduzieren von blauem Licht wird die natürliche Ausschüttung von Melatonin nicht mehr gehemmt, was das Einschlafen erleichtert und die Qualität des Schlafs fördert.
- **Geringere mentale Belastung**: Der Verzicht auf E-Mails, Nachrichten und soziale Medien minimiert die geistige Aktivierung und senkt den Stresspegel. Der Geist wird nicht mehr ständig mit neuen Informationen und Reizen gefüttert, was das mentale „Runterfahren" unterstützt.
- **Bessere Verbindung zu dir selbst**: Ein technikfreier Abend fördert eine tiefere Verbindung zu dir selbst und erlaubt es dir, in Ruhe über den Tag nachzudenken und dich auf das Wesentliche zu konzentrieren. Diese Achtsamkeit unterstützt die emotionale Balance und bereitet den Geist auf eine entspannte Nachtruhe vor.
- **Förderung der Achtsamkeit und Entspannung**: Ein Digital Detox schafft Raum für andere entspannende Aktivitäten, wie das Lesen eines Buches, das Hören von Musik oder eine kurze Meditation. Diese Aktivitäten wirken beruhigend und fördern den Übergang zur Schlafenszeit.

- Tipps für einen erfolgreichen Digital Detox am Abend

Ein Digital Detox am Abend muss nicht radikal sein; bereits eine Stunde ohne Bildschirme vor dem Schlafengehen kann positive Effekte auf den Schlaf haben. Hier sind einige praktische Tipps, wie du deinen Digital Detox gestalten kannst:

» Setze eine Zeitgrenze

Lege eine bestimmte Zeit fest, ab der du keine digitalen Geräte mehr benutzt. Eine Stunde vor dem Schlafengehen ist ein guter Startpunkt. In dieser Stunde kannst du dich bewusst auf den Schlaf vorbereiten und dich entspannenden Aktivitäten widmen, die den Geist beruhigen. Setze klare Grenzen und schalte Benachrichtigungen auf deinem Smartphone aus, damit dich keine neuen Nachrichten oder E-Mails ablenken.

» Nutze den Nachtmodus oder Blaulichtfilter

Falls du dein Smartphone oder Tablet abends unbedingt nutzen musst, aktiviere den Nachtmodus oder einen Blaulichtfilter, der den blauen Lichtanteil reduziert. Diese Filter verändern die Farbtemperatur des Bildschirms und mindern die Melatonin-hemmende Wirkung. Ein Blaulichtfilter ersetzt jedoch keinen vollständigen Digital Detox, sondern ist eher eine unterstützende Maßnahme für eine weniger störende Nutzung.

» *Schaffe eine technikfreie Zone im Schlafzimmer*

Einfach, aber effektiv: Halte das Schlafzimmer frei von digitalen Geräten, um eine Umgebung zu schaffen, die ausschließlich der Entspannung und dem Schlaf gewidmet ist. Verwende statt eines Smartphones einen traditionellen Wecker und lasse Tablets oder Laptops außerhalb des Schlafzimmers. So vermeidest du die Versuchung, kurz vor dem Schlafengehen noch einen Blick auf Bildschirme zu werfen.

» *Finde technikfreie Alternativen zur Abendgestaltung*

Nutze die gewonnene Zeit ohne digitale Geräte für entspannende Aktivitäten, die Körper und Geist auf den Schlaf vorbereiten. Lesen, Tagebuch schreiben, malen oder handwerkliche Tätigkeiten können beruhigend wirken und das Einschlafen erleichtern. Auch leichte Dehnübungen, Atemtechniken oder eine kurze Meditation können den Abend positiv ausklingen lassen und den Körper in den Ruhemodus bringen.

» *Schaffe eine Abendroutine*

Eine feste Abendroutine ohne digitale Geräte fördert den Digital Detox und hilft dir, eine entspannende Gewohnheit zu entwickeln, die den Körper auf die Nachtruhe einstimmt. Das können einfache Rituale sein, wie das Zubereiten einer Tasse Tee, eine warme Dusche, Atemübungen oder das Aufschreiben von Gedanken im Tagebuch. Eine konstante Routine unterstützt den Körper dabei, eine „innere Uhr" für den Schlaf zu entwickeln und den Übergang zur Schlafenszeit zu erleichtern.

- *Beispiel für eine technikfreie Abendroutine*

Ein Digital Detox kann Teil einer angenehmen Abendroutine werden, die Körper und Geist entspannt auf den Schlaf vorbereitet. Hier ist ein Beispiel für eine einfache, effektive Abendroutine ohne Technik:

- **21:00 Uhr – Bildschirme ausschalten und sich umziehen**: Schalte alle digitalen Geräte aus und kleide dich für die Nachtruhe um. Dies sendet dem Körper ein erstes Signal, dass der Tag zu Ende geht.
- **21:10 Uhr – Eine Tasse Kräutertee zubereiten**: Ein warmer, beruhigender Tee ohne Koffein, wie Kamille oder Lavendel, hilft, den Körper zu entspannen.
- **21:20 Uhr – Tagebuch schreiben**: Schreibe einige Gedanken des Tages oder Dinge, für die du dankbar bist, in dein Tagebuch. Dies hilft, den Tag gedanklich abzuschließen und den Geist zu entlasten.
- **21:30 Uhr – Atemübungen oder kurze Meditation**: Nutze zehn Minuten für Atemtechniken oder eine kurze Meditation, um den Geist zur Ruhe zu bringen.
- **21:45 Uhr – Entspannendes Lesen oder Visualisieren**: Lies ein Buch oder stelle dir eine ruhige Szenerie vor, wie einen Wald oder das Meer, um den Geist sanft in die Entspannung zu führen.

Diese Routine kann individuell angepasst werden und bietet eine wertvolle, technikfreie Vorbereitung auf den Schlaf.

» Fazit

Ein Digital Detox am Abend fördert die Melatoninproduktion, reduziert Stress und bereitet den Geist auf die Nachtruhe vor. Die Nutzung von digitalen Geräten vor dem Schlafengehen kann die Schlafqualität erheblich beeinträchtigen – daher lohnt es sich, bewusste, technikfreie Zeiten zu schaffen, um Körper und Geist sanft auf den Schlaf vorzubereiten. Durch kleine Änderungen, wie das Festlegen einer bildschirmfreien Zeit, eine technikfreie Zone im Schlafzimmer und das Schaffen einer entspannten Abendroutine, kannst du den Digital Detox in dein Leben integrieren und die Schlafqualität nachhaltig verbessern.

4.4 Ein Tagebuch führen und Gedanken loslassen

Das Führen eines Tagebuchs ist eine einfache, aber kraftvolle Methode, um den Tag bewusst abzuschließen, Gedanken zu ordnen und innere Ruhe zu finden. Viele Menschen erleben abends eine Flut von Gedanken, die das Einschlafen erschwert und den Geist beschäftigt hält. Indem du deine Gedanken, Sorgen und positiven Erlebnisse in ein Tagebuch schreibst, kannst du den Tag gedanklich loslassen und den Geist zur Ruhe bringen.

Ein Tagebuch am Abend hilft, innere Spannungen abzubauen und den Kopf zu klären, wodurch du den Übergang zur Nachtruhe erleichtern kannst.

- Warum das Tagebuchschreiben vor dem Schlafengehen hilfreich ist

Das Aufschreiben von Gedanken und Erlebnissen bietet die Möglichkeit, den Tag in aller Ruhe zu reflektieren und die Dinge aus einer distanzierten Perspektive zu betrachten. Es kann erleichternd sein, belastende Gedanken niederzuschreiben, anstatt sie mit in den Schlaf zu nehmen. Besonders hilfreich ist ein Tagebuch auch, um Sorgen zu identifizieren und zu analysieren. Durch das schriftliche Festhalten lassen sich viele Probleme klarer betrachten und vielleicht sogar Lösungen finden, die während des Tages unklar blieben.

Das Tagebuchschreiben fördert zudem das Bewusstsein für positive Erlebnisse und für Dankbarkeit. Häufig neigen wir dazu, den Fokus auf negative oder stressige Situationen zu legen, während positive Momente untergehen. Ein Tagebuch kann helfen, auch die positiven Erlebnisse des Tages zu erkennen und wertzuschätzen, was das Wohlbefinden und die emotionale Balance fördert. Mit einem klaren, geordneten Geist wird das Einschlafen oft leichter, und die Qualität des Schlafs kann sich verbessern, da der Geist auf eine positive, reflektierte Weise zur Ruhe gekommen ist.

- Effektive Methoden für das Tagebuchschreiben vor dem Schlafengehen

Es gibt viele Möglichkeiten, das Tagebuch als Abendritual zu gestalten, und jede Methode kann individuell angepasst werden. Hier sind einige hilfreiche Ansätze, die den Übergang in eine ruhige Nacht unterstützen:

» *Gedankenfluss-Methode*

Die Gedankenfluss-Methode ist eine freie und spontane Art des Tagebuchschreibens, bei der du alles aufschreibst, was dir gerade in den Sinn kommt, ohne darüber nachzudenken oder zu bewerten. Diese Technik hilft, den Kopf zu entlasten und Gedankenkreisläufe zu durchbrechen.

- **Anleitung**: Setze dich mit einem Stift und einem Notizbuch hin und schreibe ohne Unterbrechung auf, was dir in den Kopf kommt. Versuche, nicht nachzudenken oder Sätze zu formen, sondern lass die Worte einfach fließen. Nach fünf bis zehn Minuten wirst du feststellen, dass sich der Kopf freier anfühlt und viele Gedanken, die zuvor belastend waren, losgelassen wurden.

» *Dankbarkeitstagebuch*

Ein Dankbarkeitstagebuch ist eine einfache, aber wirkungsvolle Methode, um den Tag positiv abzuschließen. Dankbarkeit zu empfinden hilft, den Fokus auf das Positive zu richten und inneren Frieden zu finden. Dies fördert nicht nur das emotionale Wohlbefinden, sondern bereitet den Geist auf eine ruhige Nacht vor.

- **Anleitung**: Schreibe jeden Abend drei Dinge auf, für die du dankbar bist. Das können kleine Gesten, Erlebnisse oder Menschen sein, die dir Freude bereitet haben. Diese Übung hilft, dich auf das Gute im Leben zu fokussieren und den Tag mit positiven Gedanken abzuschließen.

» *Reflexionsfragen*

Reflexionsfragen am Abend helfen, den Tag geordnet zu analysieren und wertvolle Erkenntnisse zu gewinnen. Diese Methode fördert die Selbstwahrnehmung und gibt dir die Möglichkeit, aus dem Tag zu lernen und deine Emotionen besser zu verstehen.

- **Anleitung**: Stelle dir jeden Abend einige Fragen, die dir helfen, den Tag zu reflektieren. Mögliche Fragen sind: „Was habe ich heute gelernt?“, „Welche Situation hat mich herausgefordert?“, „Was hat mich heute glücklich gemacht?“ oder „Was möchte ich morgen anders machen?“ Schreibe die Antworten kurz nieder und nutze sie als Orientierung, um den Tag bewusst abzuschließen.

» *Sorgen aufschreiben und loslassen*

Oft liegen wir abends wach, weil uns Sorgen oder ungelöste Gedanken beschäftigen. Diese Gedanken aufzuschreiben, anstatt sie im Kopf kreisen zu lassen, kann helfen, sie loszulassen und den Geist zu entlasten.

- **Anleitung**: Schreibe alle Gedanken und Sorgen auf, die dich belasten. Notiere, was dir Angst macht oder was dich beschäftigt, ohne es zu bewerten. Falls dir Lösungen einfallen, kannst du sie ebenfalls aufschreiben, aber es ist nicht zwingend nötig. Das Ziel dieser Übung ist, die Sorgen aus dem Kopf zu bekommen und sie auf dem Papier „zurückzulassen“.

» *Tagesrückblick mit positiven Momenten*

Ein kurzer Rückblick auf den Tag mit dem Fokus auf die positiven Ereignisse fördert eine achtsame Perspektive und lässt den Tag angenehm ausklingen. Diese Methode schärft das Bewusstsein für kleine Freuden und baut eine positive Grundhaltung auf.

- **Anleitung**: Notiere einige Momente, die dir an diesem Tag Freude bereitet haben. Das kann ein Lächeln eines Fremden sein, ein schöner Spaziergang oder ein Moment des Erfolgs. Durch das Fokussieren auf das Positive erleichterst du dem Geist das Loslassen negativer Gedanken und stärkst das Wohlgefühl für den kommenden Tag.

- Tipps für eine erfolgreiche Tagebuchroutine

Eine Tagebuchroutine lässt sich gut in eine abendliche Routine integrieren und wird umso effektiver, je regelmäßiger sie praktiziert wird. Hier sind einige hilfreiche Tipps:

- **Feste Schreibzeit einplanen**: Nimm dir jeden Abend eine feste Zeit von etwa fünf bis zehn Minuten, um ins Tagebuch zu schreiben. Dies kann nach dem Abschalten aller Bildschirme oder als Teil eines Entspannungsrituals geschehen. Die Regelmäßigkeit hilft, das Tagebuchschreiben zur Gewohnheit zu machen und die Gedanken vor dem Schlafengehen zu klären.
- **Einen festen Ort zum Schreiben schaffen**: Wähle einen ruhigen, gemütlichen Ort für dein Tagebuchritual. Ein fester Ort, an dem du dich wohlfühlst und frei von Ablenkungen bist, fördert die Entspannung und schafft eine angenehme Atmosphäre, die das Loslassen erleichtert.
- **Kurz und ohne Perfektionismus schreiben**: Das Tagebuch ist ein Ort für dich allein, daher ist es nicht notwendig, perfekte Sätze zu formulieren oder besonders lange zu schreiben. Lasse dich davon befreien, perfekt oder besonders detailliert sein zu

müssen – der Hauptzweck ist, Gedanken zu sortieren und loszulassen.

- **Das Tagebuch mit positiven Gedanken abschließen**: Beende das Schreiben mit einer positiven oder beruhigenden Reflexion. Das kann ein einfacher Satz sein, wie „Ich bin dankbar für diesen Tag“ oder „Ich lasse alles los und gehe entspannt in die Nacht.“ Dies unterstützt eine positive Grundhaltung und bereitet den Geist auf den Schlaf vor.

» Fazit

Ein Tagebuch am Abend zu führen ist eine wertvolle Möglichkeit, den Tag bewusst abzuschließen und die Gedanken vor dem Schlafengehen loszulassen. Durch verschiedene Methoden, wie die Gedankenfluss-Methode, das Dankbarkeitstagebuch oder das Aufschreiben von Sorgen, kannst du den Geist klären und dich mental auf die Nachtruhe vorbereiten. Ein regelmäßiges Tagebuchritual fördert die Achtsamkeit, hilft beim Loslassen und verbessert die emotionale Balance. So wird das Tagebuch zu einem vertrauensvollen Begleiter, der dir hilft, die Ruhe zu finden, die du für eine erholsame Nacht benötigst.

4.5 Rituale für einen sanften Übergang zur Schlafenszeit

Ein sanfter Übergang zur Schlafenszeit durch beruhigende Rituale schafft eine klare Trennung zwischen Tag und Nacht und bereitet Körper und Geist auf den Schlaf vor. Abendliche Rituale helfen, den Stress und die Hektik des Tages hinter sich zu lassen, indem sie den Parasympathikus aktivieren – den Teil des Nervensystems, der für Entspannung und Regeneration zuständig ist. Durch kleine, bewusste Handlungen signalisiert du deinem Körper, dass es Zeit ist, zur Ruhe zu kommen und dich auf den Schlaf vorzubereiten. In diesem Unterkapitel erfährst du, wie du Abendrituale nutzen kannst, um einen harmonischen Übergang zur Schlafenszeit zu schaffen und die Schlafqualität zu verbessern.

- Warum abendliche Rituale so wichtig sind

Rituale bieten dem Körper eine gewisse Beständigkeit und Routine, die ihn darin unterstützen, zur Ruhe zu finden. Unser Gehirn reagiert positiv auf klare Strukturen und Routinen, da diese Sicherheit und Verlässlichkeit vermitteln. Ein festes Abendritual funktioniert wie ein Signal für den Körper, das ihm sagt: „Der Tag ist zu Ende, es ist Zeit, loszulassen und zu entspannen." Abendliche Rituale sind besonders hilfreich, um Stress abzubauen und den Geist zu beruhigen, was das Einschlafen und Durchschlafen erleichtert.

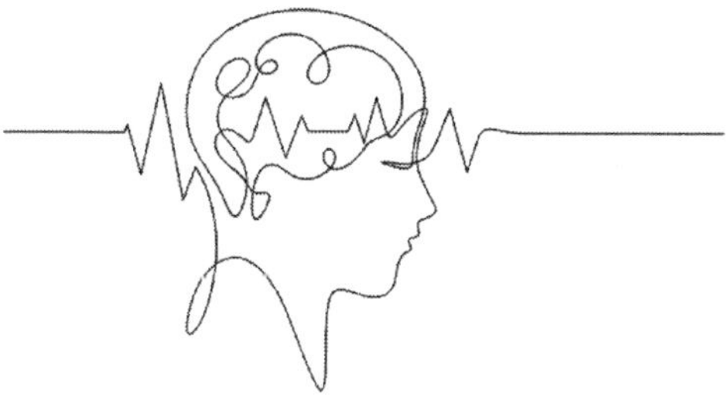

Außerdem helfen Rituale dabei, die gedankliche Verbindung zu Arbeit, Verpflichtungen oder Sorgen zu unterbrechen und den Fokus auf das Hier und Jetzt zu lenken. Durch das Wiederholen der gleichen abendlichen Handlungen wird der Körper an einen bestimmten Ablauf gewöhnt, wodurch der Übergang zur Schlafenszeit natürlicher und müheloser wird.

- Effektive Rituale für einen sanften Übergang zur Schlafenszeit

Es gibt eine Vielzahl von Ritualen, die den Übergang in die Nacht erleichtern und den Körper auf die Nachtruhe einstimmen können. Die besten Rituale sind diejenigen, die dir persönlich Freude bereiten und sich gut in deinen Alltag integrieren lassen. Hier sind einige bewährte Ansätze, die dir helfen können, den Abend harmonisch ausklingen zu lassen:

» *Eine warme Dusche oder ein entspannendes Bad*

Eine warme Dusche oder ein Bad am Abend wirkt beruhigend und hilft, die Muskulatur zu entspannen. Das warme Wasser fördert die Durchblutung und senkt den Blutdruck, was den Körper in einen ruhigen Zustand versetzt und das Einschlafen erleichtert.

- **Tipp**: Ergänze das Bad mit beruhigenden Badezusätzen wie Lavendel, Kamille oder Eukalyptus, die entspannend wirken und zusätzlich zur Ruhe beitragen. Vermeide jedoch zu heißes Wasser, da dies den Kreislauf belasten kann.

» *Kräutertee oder warme Milch genießen*

Ein heißes Getränk wie Kräutertee oder warme Milch kann Teil eines abendlichen Rituals sein, das dich auf den Schlaf vorbereitet. Teesorten wie Kamille, Melisse oder Lavendel haben eine beruhigende Wirkung und helfen, den Körper zu entspannen. Eine warme Milch mit etwas Honig ist ebenfalls eine altbewährte Methode, um müde zu werden, da sie Tryptophan enthält – eine Aminosäure, die die Produktion von Melatonin anregen kann.

- **Tipp**: Setze dich an einen ruhigen Ort, ohne Ablenkungen, und genieße das Getränk bewusst. Versuche, jeden Schluck achtsam zu trinken und den Geschmack zu genießen, um den Geist auf die Entspannung einzustimmen.

» *Leichte Dehnübungen oder sanftes Yoga*

Sanfte Bewegungen wie leichte Dehnübungen oder ein entspannendes Yoga-Programm können den Körper optimal auf den Schlaf vorbereiten. Durch das Dehnen werden Verspannungen gelöst und die Muskeln entspannt, was eine tiefe Atmung und ein allgemeines Gefühl der Ruhe fördert.

- **Tipp**: Führe Übungen durch, die Nacken, Schultern und unteren Rücken dehnen, da diese Bereiche oft durch den Alltag verspannt sind. Sanfte Yoga-Posen wie die „Kindhaltung" oder der „Schmetterling" sind ideale Übungen für den Abend, um den Körper sanft zu dehnen und in einen ruhigen Zustand zu versetzen.

» *Aromatherapie mit ätherischen Ölen*

Ätherische Öle können als Teil eines abendlichen Rituals verwendet werden, um den Raum zu beruhigen und eine entspannende Atmosphäre zu schaffen. Düfte wie Lavendel, Kamille, Ylang-Ylang oder Bergamotte sind bekannt für ihre entspannende und schlaffördernde Wirkung.

- **Tipp**: Gib ein paar Tropfen ätherisches Öl in einen Diffusor oder auf dein Kissen, um die beruhigenden Düfte im Schlafzimmer zu verteilen. Alternativ kannst du ein paar Tropfen Öl auf die Handgelenke oder den Hals tupfen und die Aromen bewusst einatmen, um Körper und Geist zur Ruhe zu bringen.

» *Sanfte Musik oder Naturgeräusche hören*

Sanfte Musik oder beruhigende Naturgeräusche, wie das Rauschen von Wasser oder Vogelgezwitscher, schaffen eine ruhige Klangkulisse, die den Übergang zur Schlafenszeit unterstützt. Klang kann eine direkte beruhigende Wirkung auf das Nervensystem haben und hilft dabei, den Geist zu entspannen und das Einschlafen zu erleichtern.

- **Tipp**: Stelle eine Playlist mit beruhigenden Klängen oder klassischer Musik zusammen, die du jeden Abend hörst. Wenn dir Naturgeräusche gefallen, können auch Apps oder Geräte helfen, die sanftes Meeresrauschen, Regen oder Waldgeräusche abspielen.

» *Eine ruhige Lesestunde*

Ein Buch oder eine Zeitschrift zu lesen kann eine gute Möglichkeit sein, den Tag gedanklich abzuschließen und in eine entspannte Stimmung zu kommen. Wähle für die Abendstunden jedoch Bücher, die beruhigend oder inspirierend wirken, und vermeide Texte, die aufregend oder anspruchsvoll sind, da diese den Geist aktivieren können.

- **Tipp**: Schaffe eine gemütliche Leseecke mit einem weichen Kissen und gedimmtem Licht. Lasse dir Zeit, die Worte zu genießen, und vermeide das „Verschlingen“ der Seiten. Die langsame, bewusste Lesestunde bringt eine beruhigende Atmosphäre in den Abend.

» *Abendliche Atemübung oder Meditation*

Eine kurze Atemübung oder Meditation am Abend ist ein besonders wirkungsvolles Ritual, um den Tag loszulassen und den Geist zur Ruhe zu bringen. Eine beruhigende Atemübung oder eine zehnminütige Meditation lenkt den Fokus nach innen und hilft, die Gedanken zu beruhigen.

- **Tipp**: Nutze eine einfache Atemübung wie die 4-7-8-Methode, bei der du für vier Sekunden einatmest, den Atem sieben Sekunden hältst und dann acht Sekunden lang ausatmest. Diese Übung beruhigt das Nervensystem und lässt dich sanft in die Nachtruhe gleiten.

- *Tipps für die Gestaltung einer persönlichen Abendroutine*

Eine Abendroutine ist besonders wirksam, wenn sie regelmäßig durchgeführt wird und die individuellen Bedürfnisse berücksichtigt. Hier sind einige Tipps, wie du eine entspannende Abendroutine für dich selbst gestalten kannst:

- **Kombiniere verschiedene Rituale**: Finde die Rituale, die dir besonders gut tun, und kombiniere sie zu einer Routine. Ein Getränk, eine kurze Meditation und eine Atemübung können zusammen ein sehr wirkungsvolles Abendritual sein.
- **Feste Zeiten einhalten**: Versuche, deine Abendroutine zur gleichen Zeit zu beginnen und immer eine feste Abfolge der Rituale einzuhalten. Dies unterstützt den Körper dabei, den Über-

gang zur Schlafenszeit besser zu erkennen und sich auf die Nachtruhe einzustellen.

- **Ruhige Umgebung schaffen**: Stelle sicher, dass der Raum ruhig, aufgeräumt und gemütlich ist. Gedämpftes Licht, beruhigende Farben und eine aufgeräumte Umgebung helfen, die Atmosphäre für einen sanften Übergang zur Nacht zu schaffen.
- **Bewusste Achtsamkeit während der Rituale**: Nimm dir Zeit, die Rituale achtsam auszuführen. Konzentriere dich voll und ganz auf die Handlungen und genieße den Moment. Diese Achtsamkeit stärkt die Wirkung des Rituals und fördert das Loslassen von Stress und Anspannung.

» *Fazit*

Rituale für einen sanften Übergang zur Schlafenszeit sind eine wertvolle Methode, um Körper und Geist auf die Nachtruhe vorzubereiten. Bewusste Handlungen wie eine warme Dusche, Aromatherapie oder Meditation signalisieren, dass der Tag zu Ende geht und es Zeit ist, loszulassen. Solche Rituale trennen den Alltag von der Ruhe der Nacht und erleichtern es, innere Unruhe abzulegen.

Eine regelmäßige Abendroutine baut Stress ab und fördert die Entspannung. Schaffe eine ruhige Atmosphäre durch gedimmtes Licht, sanfte Musik oder das Lesen eines Buches. Diese Rituale verbessern nicht nur den Übergang zur Schlafenszeit, sondern auch die Schlafqualität, da Körper und Geist lernen, dass der Abend der Erholung gehört.

Kapitel 5: Ernährung und Schlaf

Unsere Ernährung spielt eine zentrale Rolle für die Schlafqualität. Was und wann wir essen, beeinflusst maßgeblich, wie gut wir ein- und durchschlafen. Lebensmittel und Nährstoffe wirken nicht nur auf den Körper, sondern auch auf das Nervensystem und die Hormone, die den Schlaf-Wach-Rhythmus regulieren. Eine ausgewogene Ernährung mit schlaffördernden Lebensmitteln und die richtige Essenszeit können helfen, die natürlichen Schlafprozesse zu unterstützen und so zu einem erholsameren Schlaf beizutragen. In diesem Kapitel werfen wir einen umfassenden Blick darauf, wie verschiedene Aspekte der Ernährung den Schlaf beeinflussen und wie du deine Ernährung optimieren kannst, um deine Schlafqualität zu verbessern.

Besonders wichtig sind Nährstoffe wie Magnesium, Kalzium, B-Vitamine und das Hormon Melatonin, die alle auf unterschiedliche Weise den Schlaf fördern. Ein Mangel an diesen Nährstoffen kann zu Schlafproblemen wie Einschlafstörungen oder unruhigem Schlaf führen. Doch nicht nur die Art der Lebensmittel, sondern auch das Timing der Nahrungsaufnahme spielt eine entscheidende Rolle. Eine zu späte oder zu schwere Mahlzeit vor dem Zubettgehen kann den Körper daran hindern, in den Ruhemodus zu schalten, da die Verdauung im vollen Gange ist. Gleichzeitig können abendliche Snacks mit bestimmten Nährstoffen und Inhaltsstoffen jedoch helfen, den Körper zu entspannen und den Schlaf zu fördern.

Eine weitere Überlegung ist die Auswahl der Getränke vor dem Schlafengehen. Während Kräutertees wie Kamille oder Lavendel eine beruhigende Wirkung haben, können koffeinhaltige Getränke wie Kaffee, schwarzer Tee oder Cola die Wachsamkeit erhöhen und das Einschlafen erschweren. Der richtige Umgang mit koffeinhaltigen und beruhigenden Getränken am Abend kann helfen, den Schlaf-Wach-Rhythmus zu regulieren und eine ruhige Nacht zu unterstützen. Das Kapitel geht daher auf geeignete und weniger geeignete Getränke für die Abendstunden ein und zeigt, wie du durch kleine Anpassungen in deinem Trinkverhalten deine Schlafqualität verbessern kannst.

Nicht zuletzt spielt das Wissen darüber, welche Lebensmittel vor dem Schlafengehen zu vermeiden sind, eine wichtige Rolle. Manche Lebensmittel und Gewohnheiten können den Schlaf stören, indem sie den Blutzuckerspiegel erhöhen, die Verdauung belasten oder das Nervensystem stimulieren. Der Verzicht auf stimulierende oder schwer verdauliche Speisen am Abend ist daher eine einfache und effektive Methode, um Schlafprobleme zu reduzieren und besser in den Schlaf zu finden. In diesem Kapitel lernst du, welche Nahrungsmittel abends sinnvoll sind und auf welche du lieber verzichten solltest, um deine Schlafqualität zu optimieren.

Im Folgenden beschäftigen wir uns zunächst mit schlaffördernden Nährstoffen und Lebensmitteln, die das Einschlafen erleichtern und den Körper während der Nacht unterstützen. Anschließend betrachten wir das Timing und die Zusammensetzung der Abendmahlzeit und wie eine leichte Mahlzeit das Einschlafen fördert. Danach werfen wir einen Blick auf geeignete Getränke für den Abend, wie Kräutertees und beruhigende Alternativen zu Kaffee, und erfahren, warum bestimmte Getränke vor dem Schlafengehen vermieden werden sollten. Abschließend geht es um Lebensmittel und Gewohnheiten, die dem Schlaf eher schaden, und wie du diese vermeiden kannst.

Dieses Kapitel bietet dir wertvolle Einblicke und praktische Tipps, wie du durch eine bewusste Auswahl an Lebensmitteln und Getränken den Schlaf fördern und deine abendlichen Gewohnheiten so anpassen kannst, dass sie deine Schlafqualität optimal unterstützen.

5.1 Schlaf-fördernde Nährstoffe

Einige Nährstoffe haben nachweislich eine beruhigende Wirkung auf das Nervensystem und fördern die Produktion von schlaffördernden Hormonen. Bestimmte Vitamine, Mineralstoffe und Aminosäuren unterstützen die natürliche Schlaffunktion, indem sie Prozesse im Körper regulieren, die den Schlaf-Wach-Rhythmus beeinflussen. Eine ausgewogene Zufuhr dieser Nährstoffe kann Schlafstörungen vorbeugen und die allgemeine Schlafqualität verbessern. In diesem Unterkapitel werfen wir einen detaillierten Blick auf die schlaffördernden Vitamine, Mineralstoffe und Lebensmittel, die du in deine Ernährung integrieren kannst, um besser und erholsamer zu schlafen.

- Die wichtigsten schlaffördernden Nährstoffe und ihre Wirkung

» Tryptophan

Tryptophan ist eine essentielle Aminosäure, die der Körper nicht selbst herstellen kann und die deshalb über die Nahrung aufgenommen werden muss. Tryptophan spielt eine wichtige Rolle bei der Produktion von Serotonin, einem Neurotransmitter, der für das Wohlbefinden und die Stimmung zuständig ist und als Vorstufe für das Schlafhormon Melatonin dient. Melatonin reguliert den Schlaf-Wach-Rhythmus und signalisiert dem Körper, dass es Zeit ist, zur Ruhe zu kommen.

- **Lebensmittel mit Tryptophan**: Putenfleisch, Eier, Nüsse (vor allem Walnüsse), Samen (insbesondere Kürbiskerne), Bananen, Käse und Sojaprodukte sind reich an Tryptophan. Eine kleine Portion dieser Lebensmittel am Abend kann den Körper unterstützen, Melatonin zu bilden und das Einschlafen zu erleichtern.

» Magnesium

Magnesium ist ein Mineral, das eine entspannende Wirkung auf die Muskeln und das Nervensystem hat. Es ist an der Regulierung der Stresshormone beteiligt und hilft dem Körper, sich zu entspannen und zu regenerieren. Ein Mangel an Magnesium kann zu Muskelkrämpfen, innerer Unruhe und Schlafstörungen führen. Es unterstützt zudem die Freisetzung von Melatonin, was den Einschlafprozess zusätzlich begünstigt.

- **Lebensmittel mit Magnesium**: Dunkle Schokolade, Bananen, Mandeln, Kürbiskerne, grünes Blattgemüse (wie Spinat und Mangold), Avocado und Vollkornprodukte sind reich an Magnesium. Ein kleiner Snack mit Magnesium am Abend, wie ein paar Mandeln oder ein Stück Banane, kann helfen, das Nervensystem zu beruhigen und den Schlaf zu fördern.

» *Kalzium*

Kalzium ist nicht nur für die Knochengesundheit wichtig, sondern auch für die Melatoninproduktion. Es unterstützt den Prozess, bei dem Tryptophan in Melatonin umgewandelt wird, und fördert so den Schlaf. Ein Kalziummangel wird häufig mit Schlafstörungen in Verbindung gebracht, da das Nervensystem dann weniger stabil ist und die Entspannung schwerer fällt.

- **Lebensmittel mit Kalzium**: Milchprodukte wie Joghurt, Käse und Milch, aber auch kalziumreiche Pflanzen wie Brokkoli, Mandeln, Grünkohl und Sesamsamen sind gute Quellen. Ein Glas warme Milch am Abend, das Kalzium und Tryptophan enthält, ist ein klassisches Hausmittel, um das Einschlafen zu fördern.

» *Vitamin B6*

Vitamin B6 spielt eine entscheidende Rolle bei der Produktion von Serotonin und Melatonin. Es unterstützt den Körper bei der Umwandlung von Tryptophan in Serotonin und hilft, die Stimmung zu stabilisieren und den Schlaf-Wach-Rhythmus zu regulieren. Ein Mangel an Vitamin B6 kann Schlafstörungen, Nervosität und depressive Verstimmungen fördern.

- **Lebensmittel mit Vitamin B6**: Geflügel, Fisch (insbesondere Lachs und Thunfisch), Bananen, Kichererbsen, Walnüsse und Vollkornprodukte sind gute Quellen für Vitamin B6. Eine ausgewogene Zufuhr dieses Vitamins fördert die natürliche Schlaffunktion und hilft, die innere Ruhe zu unterstützen.

» *Melatoninreiche Lebensmittel*

Melatonin ist das Hormon, das den Schlafzyklus reguliert und dem Körper hilft, sich auf die Nachtruhe vorzubereiten. Es wird normalerweise vom Körper selbst produziert, kann jedoch auch über bestimmte Lebensmittel zugeführt werden. Der Verzehr von Melatonin-haltigen Lebensmitteln am Abend kann dabei helfen, die Schlafqualität zu verbessern.

- **Lebensmittel mit Melatonin**: Kirschen, insbesondere Sauerkirschen, Pistazien, Hafer, Mais und Tomaten enthalten Melatonin. Ein kleines Glas Sauerkirschsaft oder ein paar Pistazien am Abend können den Körper dabei unterstützen, schneller in den Schlafmodus zu gelangen.

» *Omega-3-Fettsäuren*

Omega-3-Fettsäuren sind mehrfach ungesättigte Fettsäuren, die viele gesundheitliche Vorteile bieten, darunter die Unterstützung der Gehirnfunktion und die Verringerung von Entzündungen. Sie spielen auch eine Rolle bei der Regulierung von Serotonin, was sich positiv auf die Stimmung und den Schlaf auswirkt. Studien zeigen, dass Menschen, die reichlich Omega-3-Fettsäuren zu sich nehmen, eine verbesserte Schlafqualität und eine höhere Melatoninproduktion aufweisen.

- **Lebensmittel mit Omega-3-Fettsäuren**: Fettreiche Fische wie Lachs, Makrele und Sardinen, aber auch Leinsamen, Chiasamen und Walnüsse sind reich an Omega-3-Fettsäuren. Eine regelmäßige Zufuhr dieser Fettsäuren hilft dabei, das Nervensystem zu beruhigen und die Stimmung auszugleichen.

- Praktische Tipps zur Integration schlaffördernder Nährstoffe in die Ernährung

Die richtige Ernährung für besseren Schlaf lässt sich leicht in den Alltag integrieren. Hier sind einige praktische Tipps, wie du diese schlaffördernden Nährstoffe effektiv in deine Ernährung einbauen kannst:

- **Eine Handvoll Nüsse oder Samen als abendlicher Snack**: Walnüsse, Mandeln oder Kürbiskerne enthalten Magnesium und Tryptophan, die das Einschlafen unterstützen können. Ein kleiner Snack am Abend versorgt den Körper mit wichtigen Nährstoffen und sorgt für eine ruhige Nacht.
- **Bananen und Haferflocken als Betthupferl**: Eine Banane mit Haferflocken ist eine ideale Kombination aus Tryptophan, Vitamin B6, Kalzium und Melatonin. Diese Mischung ist leicht verdaulich und fördert das Einschlafen.
- **Kräutertee mit Kamille und Zitronenmelisse**: Kräutertees mit beruhigenden Kräutern wie Kamille und Zitronenmelisse sind nicht nur koffeinfrei, sondern wirken auch entspannend auf das Nervensystem. Sie sind eine ideale Ergänzung zu einem abendlichen Ritual und unterstützen die mentale Ruhe.
- **Lachs oder Thunfisch zum Abendessen**: Eine Portion Lachs oder Thunfisch zum Abendessen liefert Omega-3-Fettsäuren und Vitamin B6. Diese Fettsäuren unterstützen die Serotonin-

produktion und tragen zu einem stabilen Schlaf-Wach-Rhythmus bei.

- **Ein Glas Sauerkirschsaft**: Sauerkirschsaft ist eine natürliche Melatoninquelle und fördert das Einschlafen. Trinke ein kleines Glas etwa 30 Minuten vor dem Schlafengehen, um die Melatoninproduktion zu unterstützen.

» *Fazit*

Schlaffördernde Nährstoffe wie Tryptophan, Magnesium, Kalzium und Vitamin B6 können dabei helfen, die Schlafqualität zu verbessern und das Einschlafen zu erleichtern. Die Aufnahme dieser Nährstoffe durch eine ausgewogene Ernährung und gezielte Lebensmittelwahl unterstützt den Körper dabei, einen gesunden Schlaf-Wach-Rhythmus zu entwickeln. Kleine, abendliche Snacks oder gezielte Mahlzeiten, die reich an schlaffördernden Nährstoffen sind, helfen, Körper und Geist zu entspannen und eine erholsame Nacht vorzubereiten.

5.2 Die Bedeutung von Timing und Leichtigkeit der Abendmahlzeit

Das Timing und die Zusammensetzung der letzten Mahlzeit des Tages spielen eine zentrale Rolle für die Schlafqualität. Was wir essen und wann wir es essen, beeinflusst, wie gut wir ein- und durchschlafen. Eine schwere, späte Mahlzeit kann den Schlaf stören, da der Körper länger mit der Verdauung beschäftigt ist, während eine leichte, frühere Mahlzeit die Voraussetzungen für eine erholsame Nachtruhe schafft. In diesem Unterkapitel beleuchten wir, warum der Zeitpunkt und die Leichtigkeit der Abendmahlzeit so wichtig sind, und geben Tipps, wie du deine Essenszeiten und -gewohnheiten so anpassen kannst, dass sie deinen Schlaf optimal unterstützen.

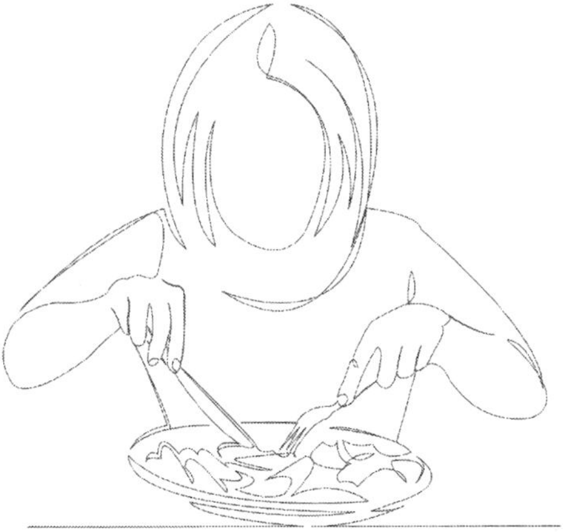

- *Warum Timing so wichtig ist*

Der Verdauungsprozess des Körpers dauert mehrere Stunden, und eine späte, schwere Mahlzeit kann dazu führen, dass der Körper sich auf die Verdauung konzentriert, anstatt sich auf den Schlaf vorzubereiten. Dies kann das Einschlafen erschweren und die Schlafqualität beeinträchtigen, da das Verdauungssystem noch aktiv ist. Zudem kann eine volle Mahlzeit den Blutzuckerspiegel erhöhen, was zu unruhigem Schlaf führen kann, da der Körper nachts schwankt zwischen Energieverarbeitung und Erholung. Daher ist es sinnvoll, die letzte größere Mahlzeit etwa zwei bis drei

Stunden vor dem Schlafengehen zu sich zu nehmen, um dem Körper genügend Zeit für die Verdauung zu geben.

- Die ideale Zeit für die Abendmahlzeit

Um den Körper optimal auf den Schlaf vorzubereiten, empfiehlt es sich, die letzte Mahlzeit des Tages relativ früh am Abend zu genießen. Idealerweise sollte das Abendessen etwa zwei bis drei Stunden vor dem Schlafengehen stattfinden. So hat der Körper genügend Zeit, die Nahrung zu verdauen und in den Ruhemodus überzugehen. Wenn du spät am Abend eine leichte Mahlzeit benötigst, wähle kleine, leicht verdauliche Snacks wie eine Banane, eine Handvoll Nüsse oder ein Glas Sauerkirschsaft, die den Körper nicht überfordern.

Das Timing der Mahlzeiten kann auch helfen, den Blutzuckerspiegel zu stabilisieren. Ein stabiler Blutzuckerspiegel ist besonders wichtig für den Schlaf, da ein Abfall des Blutzuckerspiegels in der Nacht dazu führen kann, dass du aufwachst. Um dies zu vermeiden, ist es hilfreich, kohlenhydratreiche, aber leicht verdauliche Lebensmittel in das Abendessen zu integrieren, die langsam Energie freisetzen und den Blutzuckerspiegel stabil halten.

- Warum die Leichtigkeit der Abendmahlzeit wichtig ist

Schwere und fettreiche Mahlzeiten belasten das Verdauungssystem und können das Einschlafen erschweren. Wenn der Körper intensiv mit der Verdauung beschäftigt ist, bleibt die Körpertemperatur höher und der Herzschlag schneller – beides Faktoren, die den Einschlafprozess stören. Leichte, ausgewogene Mahlzeiten hingegen sind einfacher zu verarbeiten und lassen den Körper leichter zur Ruhe kommen. Lebensmittel mit hohem Fett- oder Eiweißgehalt, die lange im Magen verweilen, sollten daher am Abend reduziert werden, während Lebensmittel mit einer ausgewogenen Mischung aus komplexen Kohlenhydraten und moderaten Mengen an Proteinen ideal sind.

Ein weiteres Problem schwerer Mahlzeiten ist das Sodbrennen, das durch große Mengen oder fettreiche Speisen begünstigt werden kann. Sodbrennen tritt oft im Liegen auf und kann den Schlaf erheblich beeinträchtigen. Menschen, die zu Reflux oder Sodbrennen neigen, sollten am Abend besonders auf die Auswahl leichter, gut verdaulicher Speisen achten, um einen erholsamen Schlaf zu gewährleisten.

- Empfehlungen für eine schlaffreundliche Abendmahlzeit

Die ideale Abendmahlzeit ist leicht und enthält Nährstoffe, die den Schlaf unterstützen. Hier sind einige Beispiele für schlaffreundliche Lebensmittel und Mahlzeiten, die den Körper nicht überlasten und den Schlaf fördern:

- **Leichte Proteine und komplexe Kohlenhydrate**: Ein Abendessen, das eine moderate Menge an Protein und komplexen Kohlenhydraten enthält, ist ideal, da es den Blutzuckerspiegel stabil hält und dem Körper leicht verdauliche Energie liefert. Eine Kombination wie gegrillter Fisch mit gedämpftem Gemüse und etwas Vollkornreis oder eine Schüssel Quinoa mit gedünstetem Gemüse sind leicht verdaulich und dennoch sättigend.

- **Gemüse als Hauptbestandteil**: Gemüse ist kalorienarm und reich an Ballaststoffen, was die Verdauung fördert und den Magen nicht überlastet. Blattgemüse wie Spinat und Mangold enthalten zudem Magnesium, das entspannend wirkt und den Körper auf den Schlaf vorbereitet. Kombiniere verschiedene Gemüsesorten mit einer kleinen Portion Proteinen für ein ausgewogenes Abendessen.

- **Pflanzliche Proteine und leichte Suppen**: Hülsenfrüchte wie Linsen oder Kichererbsen und leichte Gemüsesuppen sind ebenfalls ideal für ein Abendessen, das den Körper auf den Schlaf vorbereitet. Suppen und Eintöpfe sind leicht verdaulich und enthalten gleichzeitig viele Nährstoffe, die den Körper beruhigen.

- **Haferflocken oder Porridge als Betthupferl**: Eine kleine Portion Haferflocken oder Porridge kann als abendlicher Snack den Blutzuckerspiegel stabil halten und enthält Melatonin-fördernde Substanzen wie Tryptophan und Magnesium. Mit ein paar Walnüssen und einem Löffel Honig kannst du daraus einen sanften, schlaffördernden Snack machen, der leicht verdaulich ist und das Einschlafen erleichtert.

- Lebensmittel, die am Abend vermieden werden sollten

Einige Lebensmittel und Zubereitungen können die Schlafqualität beeinträchtigen, da sie das Verdauungssystem belasten oder den Körper stimulieren. Hier sind einige Lebensmittel, die du am Abend eher meiden solltest:

- **Fettreiche Speisen**: Fast Food, frittierte Speisen und Gerichte mit hohem Fettgehalt liegen schwer im Magen und sind schwer verdaulich. Der Körper braucht länger, um sie abzubauen, was das Einschlafen und die Schlafqualität beeinträchtigen kann.
- **Scharfe und säurehaltige Lebensmittel**: Scharf gewürzte Speisen und Lebensmittel mit hohem Säuregehalt, wie Zitrusfrüchte oder Tomaten, können das Risiko für Sodbrennen erhöhen und das Einschlafen erschweren. Diese Speisen sollten daher am Abend in Maßen konsumiert werden, um den Schlaf nicht zu stören.
- **Zuckerreiche Lebensmittel**: Süße Speisen und Snacks mit hohem Zuckergehalt können den Blutzuckerspiegel stark ansteigen lassen, was in der Nacht zu Schwankungen und möglicherweise zu einem Abfall des Blutzuckerspiegels führt, der den Schlaf unterbricht.
- **Alkohol**: Obwohl Alkohol oft als entspannend empfunden wird, beeinträchtigt er die Schlafqualität erheblich. Alkohol kann den Körper daran hindern, in die Tiefschlafphasen zu gelangen und führt häufig dazu, dass du nachts häufiger aufwachst.

- Tipps zur Umsetzung einer schlaffreundlichen Abendmahlzeit

Um eine schlaffreundliche Abendroutine zu schaffen, können kleine Veränderungen in den Essensgewohnheiten hilfreich sein:

- **Plane das Abendessen frühzeitig**: Wenn du weißt, dass du spät nach Hause kommst, bereite eine leichte Mahlzeit vor, die du schnell aufwärmen oder zusammenstellen kannst. So vermeidest du späte und schwere Mahlzeiten.

- **Vermeide abendliche Snacks**: Versuche, den Hauptteil der Nahrung am Abend in einer Mahlzeit zu dir zu nehmen und auf späte Snacks zu verzichten. Falls du dennoch hungrig bist, wähle kleine, leicht verdauliche Snacks wie eine Banane oder eine Handvoll Nüsse.
- **Experimentiere mit beruhigenden Kräutern**: Füge deinem Abendessen beruhigende Kräuter wie Zitronenmelisse, Lavendel oder Basilikum hinzu. Diese Kräuter haben eine entspannende Wirkung und können das Abendessen zusätzlich abrunden.

» *Fazit*

Das Timing und die Leichtigkeit der Abendmahlzeit sind entscheidend für eine gute Schlafqualität. Ein frühes, leichtes Abendessen, das reich an schlaffördernden Nährstoffen ist, unterstützt die natürliche Schlafregulation und reduziert die Belastung des Verdauungssystems. Vermeide schwere, fett- oder zuckerreiche Speisen am Abend und setze auf eine ausgewogene Mischung aus Proteinen, Kohlenhydraten und Gemüse. So gibst du deinem Körper die Möglichkeit, sich optimal auf den Schlaf vorzubereiten und in eine erholsame Nachtruhe zu gleiten.

5.3 Getränke und ihre Wirkung auf den Schlaf

Die Getränke, die wir am Abend zu uns nehmen, haben einen erheblichen Einfluss auf die Schlafqualität. Während bestimmte Kräutertees und warme, koffeinfreie Getränke den Körper und Geist beruhigen und das Einschlafen fördern, können koffeinhaltige Getränke und zuckerreiche Drinks den Schlaf erheblich stören. In diesem Unterkapitel schauen wir uns die besten Getränke für eine entspannte Abendroutine an und geben Empfehlungen, welche Getränke sich besonders eignen und welche besser vermieden werden sollten.

- Warum Getränke vor dem Schlafengehen so wichtig sind

Getränke können, ebenso wie Nahrung, das Nervensystem stimulieren oder beruhigen. Einige Inhaltsstoffe wie Koffein wirken auf das zentrale Nervensystem und fördern die Wachsamkeit, während andere Substanzen, wie ätherische Öle in Kräutertees, eine beruhigende Wirkung haben. Die Wahl des richtigen Getränks hilft, den Körper in einen entspannteren Zustand zu versetzen und den Übergang in die Nachtruhe zu erleichtern. Außerdem kann das Ritual eines beruhigenden Getränks am Abend zu einer Routine werden, die den Körper darauf einstimmt, dass es Zeit ist, loszulassen und zur Ruhe zu kommen.

- Die besten schlaffördernden Getränke

» Kräutertees

Kräutertees sind die bekannteste Wahl für ein schlaffördernes Getränk und enthalten eine Vielzahl von Kräutern, die beruhigend wirken. Sie sind koffeinfrei und wirken über ihre natürlichen Inhaltsstoffe, die das Nervensystem beruhigen und die Schlafqualität verbessern können.

- **Kamillentee**: Kamille ist für ihre beruhigende und entspannende Wirkung bekannt und eignet sich perfekt für die Abendstunden. Sie enthält Apigenin, ein Antioxidans, das an Rezeptoren im Gehirn andockt und die Schlafqualität fördern kann.
- **Lavendeltee**: Lavendel hat eine beruhigende Wirkung auf das zentrale Nervensystem und fördert Entspannung und Ruhe. Die ätherischen Öle im Lavendel wirken stressreduzierend und helfen, den Geist zu beruhigen.
- **Melissentee (Zitronenmelisse)**: Zitronenmelisse hat eine beruhigende Wirkung und hilft, innere Unruhe und Nervosität zu lindern. Sie fördert das Einschlafen und hat zusätzlich einen milden, angenehmen Geschmack, der den Körper auf die Nachtruhe vorbereitet.
- **Baldriantee**: Baldrian ist ein traditionelles Mittel gegen Schlafstörungen und wirkt beruhigend auf das Nervensystem. Der Geschmack ist etwas intensiver, weshalb Baldrian oft mit anderen Kräutern wie Melisse gemischt wird.
- **Passionsblumentee**: Passionsblume wird oft gegen Angst und Schlafstörungen eingesetzt. Sie wirkt entspannend und hat eine milde Wirkung auf das Nervensystem, was das Einschlafen erleichtert.

» *Warme Milch mit Honig*

Warme Milch mit Honig ist ein altbewährtes Hausmittel zur Schlafvorbereitung. Milch enthält Tryptophan, eine Aminosäure, die die Produktion von Serotonin und Melatonin unterstützt – beide sind wichtig für die Schlafregulation. Der Honig gibt eine leichte Süße und fördert die Freisetzung von Insulin, was die Aufnahme von Tryptophan in das Gehirn erleichtert.

- **Zubereitung**: Erwärme eine Tasse Milch (nicht zu heiß) und füge einen Teelöffel Honig hinzu. Rühre gut um und genieße das Getränk etwa 30 Minuten vor dem Schlafengehen.

» *Sauerkirschsaft*

Sauerkirschen sind eine natürliche Quelle für Melatonin, das Hormon, das den Schlaf-Wach-Rhythmus reguliert. Studien zeigen, dass Sauerkirschsaft die Schlafqualität verbessern kann, da er dem Körper hilft, schneller in den Schlafmodus zu wechseln.

- **Tipp**: Trinke eine kleine Menge, etwa 100–150 ml, etwa eine Stunde vor dem Schlafengehen. Achte darauf, dass der Saft ohne Zusatz von Zucker oder künstlichen Inhaltsstoffen ist, um eine optimale Wirkung zu erzielen.

» *Ingwer- und Kurkumatee*

Ingwer- und Kurkumatee haben entzündungshemmende und beruhigende Eigenschaften, die den Körper am Abend unterstützen können. Beide Gewürze haben eine leicht entspannende Wirkung auf das Verdauungssystem, was hilfreich sein kann, wenn du abends noch ein leichtes Völlegefühl verspürst.

- **Zubereitung**: Schneide ein paar Scheiben frischen Ingwer und ein Stück Kurkuma und lasse sie etwa 10 Minuten in heißem Wasser ziehen. Das warme Getränk wirkt beruhigend und hilft dem Körper, sich auf die Nacht vorzubereiten.

- *Getränke, die vor dem Schlafengehen besser vermieden werden sollten*

» *Koffeinhaltige Getränke*

Koffein ist ein bekanntes Stimulans, das die Wachsamkeit fördert und den Schlaf negativ beeinflussen kann. Koffein blockiert die Wirkung von Adenosin, einem Neurotransmitter, der Schläfrigkeit fördert. Der Effekt von Koffein kann bis zu sechs Stunden oder länger anhalten, weshalb koffeinhaltige Getränke am Abend unbedingt vermieden werden sollten.

- **Kaffee**: Selbst entkoffeinierter Kaffee enthält noch geringe Mengen Koffein und kann die Schlafqualität beeinflussen. Es ist ratsam, den Kaffeekonsum ab dem frühen Nachmittag zu beenden.
- **Schwarzer und grüner Tee**: Diese Tees enthalten ebenfalls Koffein und können die Schlafqualität beeinträchtigen. Alternativ eignen sich Kräutertees als koffeinfreie Variante.
- **Energydrinks**: Neben Koffein enthalten viele Energydrinks Zucker und andere anregende Inhaltsstoffe, die die Wachsamkeit fördern und den Schlaf erschweren.

» *Alkoholische Getränke*

Obwohl Alkohol oft als Entspannungsmittel wahrgenommen wird, wirkt er sich negativ auf die Schlafqualität aus. Alkohol kann zwar das Einschlafen erleichtern, jedoch stört er die Tiefschlafphasen und führt oft zu einem unruhigen Schlaf. Menschen, die abends Alkohol trinken, wachen häufiger auf und fühlen sich am Morgen oft weniger erholt.

- **Tipp**: Falls du abends einen Drink genießen möchtest, versuche dies früher am Abend zu tun und halte die Menge gering. Alternativ kannst du alkoholfreie Getränke wie Kräutertees wählen, die ebenfalls entspannend wirken.

» *Zuckerhaltige Getränke*

Getränke mit hohem Zuckeranteil, wie Limonade oder gesüßte Fruchtsäfte, können den Blutzuckerspiegel stark ansteigen lassen. Diese Schwankungen führen häufig zu einem Absinken des Blutzuckerspiegels in der Nacht, was das Aufwachen begünstigen kann und den Schlaf unruhig macht.

- **Alternative**: Greife lieber zu ungesüßten Getränken wie Kräutertee oder stillem Wasser. Diese Getränke belasten den Blutzuckerspiegel nicht und unterstützen eine erholsame Nachtruhe.

» *Kohlensäurehaltige Getränke*

Getränke mit Kohlensäure können den Magen-Darm-Trakt reizen und zu Blähungen oder einem unangenehmen Völlegefühl führen, was das Einschlafen erschwert. Auch wenn es sich um koffeinfreie Getränke handelt, können kohlensäurehaltige Getränke den Schlaf stören.

- **Tipp**: Wähle stattdessen stilles Wasser oder einen beruhigenden Tee, um den Magen zu entlasten und den Körper auf die Nachtruhe einzustellen.

- *Tipps für eine schlaffreundliche Abendgetränke-routine*

- **Schaffe ein Teeritual**: Nimm dir jeden Abend 30 Minuten Zeit, um eine Tasse Kräutertee in Ruhe zu genießen. Wähle Teesorten, die dir besonders gut schmecken, und mache daraus ein abendliches Ritual zur Entspannung.
- **Reduziere Koffein am Nachmittag**: Beende den Konsum koffeinhaltiger Getränke idealerweise am frühen Nachmittag, um sicherzustellen, dass das Koffein nicht bis in die Abendstunden wirkt.
- **Trinke ausreichend Wasser tagsüber**: Achte darauf, tagsüber genug Wasser zu trinken, damit du abends nicht zu viel Flüssigkeit aufnehmen musst. So vermeidest du nächtliche Toilettengänge, die den Schlaf unterbrechen könnten.
- **Warme Getränke statt kalter Getränke**: Warme Getränke haben eine beruhigende Wirkung auf das Verdauungssystem und tragen zur Entspannung bei. Ein warmer Kräutertee oder eine Tasse warme Milch bereiten den Körper optimal auf den Schlaf vor.

» *Fazit*

Getränke spielen eine entscheidende Rolle für die Schlafqualität. Kräutertees, warme Milch mit Honig und Sauerkirschsaft sind ideale schlaffördernde Getränke, die den Körper auf die Nachtruhe vorbereiten. Gleichzeitig ist es ratsam, koffeinhaltige, zuckerreiche und alkoholische Getränke am Abend zu meiden, um den Schlaf nicht zu stören. Mit einer bewussten Getränkeauswahl und einem entspannenden abendlichen Teeritual kannst du den Schlaf-Wach-Rhythmus unterstützen und für eine erholsame Nacht sorgen.

5.4 Was man vor dem Schlaf vermeiden sollte

Um gut zu schlafen, ist es nicht nur wichtig, was und wann wir essen und trinken, sondern auch, was wir vor dem Schlafengehen lieber meiden sollten. Bestimmte Lebensmittel, Getränke und Gewohnheiten können den Schlaf stören, indem sie das Nervensystem aktivieren, den Blutzuckerspiegel stark beeinflussen oder die Verdauung belasten. Dieses Unterkapitel beleuchtet die Dinge, die vor dem Schlafengehen besser vermieden werden sollten, um eine erholsame Nachtruhe zu fördern und unruhigen Schlaf zu vermeiden.

» *Schwere und fettreiche Mahlzeiten*

Schwere, fettreiche Mahlzeiten beanspruchen das Verdauungssystem und halten es über Stunden hinweg aktiv, wodurch der Körper nicht richtig zur Ruhe kommen kann. Statt sich auf den Schlaf vorzubereiten, arbeitet der Körper daran, die Nahrung zu verdauen. Dies kann das Einschlafen erschweren und dazu führen, dass man sich unruhig im Bett hin und her wälzt.

- **Zu vermeiden**: Fast Food, frittierte Speisen, fettige Fleischsorten und reichhaltige Soßen.
- **Alternative**: Wähle leichte Mahlzeiten, die leicht verdaulich sind, wie gedämpftes Gemüse, Reis oder eine kleine Portion mageres Protein (z.B. Hühnerfleisch oder Fisch). Diese Lebensmit-

tel belasten das Verdauungssystem weniger und helfen, den Körper auf den Schlaf vorzubereiten.

» *Scharfe und säurehaltige Speisen*

Scharfe und säurehaltige Speisen können Sodbrennen oder Verdauungsbeschwerden auslösen, was besonders im Liegen problematisch ist. Der Magen produziert bei der Verdauung Säure, und eine horizontale Position kann den Rückfluss der Magensäure in die Speiseröhre fördern, was zu unangenehmem Sodbrennen führt und den Schlaf stören kann.

- **Zu vermeiden**: Chili, Paprika, Tomatensaucen, Zitrusfrüchte und Essig.
- **Alternative**: Wenn du abends gerne würzige Speisen isst, probiere stattdessen milde Kräuter wie Basilikum, Oregano oder Thymian. Diese würzen das Essen, ohne den Magen zu reizen.

» *Zuckerhaltige Lebensmittel und Snacks*

Lebensmittel mit hohem Zuckeranteil können den Blutzuckerspiegel stark ansteigen lassen, was zu Energiehochphasen und möglicherweise zu einem unruhigen Gefühl vor dem Schlafengehen führt. Außerdem führt der schnelle Abfall des Blutzuckerspiegels in der Nacht oft dazu, dass der Körper aufwacht und die Schlafphasen unterbrochen werden.

- **Zu vermeiden**: Süßigkeiten, gesüßte Getränke, verarbeitete Snacks und Desserts.
- **Alternative**: Greife zu einem kleinen, nährstoffreichen Snack, wie einer Banane oder ein paar Mandeln, um ein leichtes Völle-

gefühl zu erzeugen, ohne den Blutzuckerspiegel stark zu beeinflussen.

» *Koffeinhaltige Getränke und Speisen*

Koffein ist ein Stimulans, das die Wachsamkeit erhöht und den Schlaf-Wach-Rhythmus stören kann. Es blockiert die Wirkung des beruhigenden Neurotransmitters Adenosin, was dazu führt, dass wir uns wach fühlen. Koffein hat eine lange Halbwertszeit und kann noch Stunden nach dem Konsum wirken, daher sollte es möglichst bereits am Nachmittag oder früher vermieden werden.

- **Zu vermeiden**: Kaffee, schwarzer und grüner Tee, Cola, Energydrinks und sogar dunkle Schokolade, die ebenfalls Koffein enthält.
- **Alternative**: Greife zu koffeinfreien Alternativen wie Kräutertees (z.B. Kamille, Lavendel oder Melisse) oder stillem Wasser. Diese unterstützen die Entspannung und bereiten den Körper auf die Nachtruhe vor.

» *Alkoholische Getränke*

Obwohl Alkohol oft als Entspannungsmittel angesehen wird und das Einschlafen fördern kann, beeinträchtigt er die Qualität des Schlafs erheblich. Alkohol stört die Tiefschlafphasen und führt oft dazu, dass man nachts häufiger aufwacht. Durch den Abbau von Alkohol im Körper entstehen ebenfalls Stoffwechselprozesse, die den Schlaf unterbrechen und zu einem weniger erholsamen Gefühl am Morgen führen können.

Zu vermeiden: Alkohol in jeglicher Form, besonders kurz vor dem Schlafengehen.

Alternative: Wenn du abends ein Getränk genießen möchtest, wähle alkoholfreie Alternativen wie einen Sauerkirschsaft oder einen Kräutertee. Diese Getränke haben eine beruhigende Wirkung und unterstützen einen erholsamen Schlaf.

» *Große Mengen Flüssigkeit*

Obwohl eine ausreichende Flüssigkeitsaufnahme wichtig ist, kann es problematisch sein, zu viel Flüssigkeit kurz vor dem Schlafengehen zu trinken. Zu große Mengen führen dazu, dass der Körper nachts vermehrt zur Toilette muss, was den Schlaf unterbrechen kann. Besonders störend ist dies in den Tiefschlafphasen, in denen der Körper sich regeneriert.

- **Zu vermeiden**: Große Mengen Wasser oder andere Getränke in der Stunde vor dem Schlafengehen.
- **Alternative**: Achte darauf, tagsüber ausreichend zu trinken, und begrenze die Flüssigkeitsaufnahme etwa eine Stunde vor dem Schlafengehen. So bleibt der Körper hydriert, ohne dass du nachts häufig aufstehen musst.

» *Stimulanzien und Nahrungsergänzungsmittel*

Manche Nahrungsergänzungsmittel oder stimulierende Substanzen wirken belebend auf den Körper und können die Schlafqualität beeinträchtigen. Bestimmte Vitaminpräparate (wie Vitamin B12) oder stimulierende Substanzen (z.B. Nikotin) regen den Körper an und erschweren das Einschlafen.

- **Zu vermeiden**: Koffeinhaltige Nahrungsergänzungsmittel, Vitamin B-Komplexe am Abend und Nikotin (insbesondere vor dem Schlafengehen).
- **Alternative**: Nimm stimulierende Nahrungsergänzungsmittel morgens oder mittags ein. Vitamin B12, zum Beispiel, kann dir am Morgen Energie geben, ohne den Schlaf zu beeinträchtigen.

- Tipps für eine schlaffreundliche Abendgestaltung

Erstelle eine schlaffreundliche Essenszeit: Versuche, deine letzte Mahlzeit etwa zwei bis drei Stunden vor dem Schlafengehen zu planen, damit der Körper genug Zeit hat, die Nahrung zu verdauen, bevor du ins Bett gehst.

Vermeide stimulierende Getränke: Reduziere koffeinhaltige Getränke ab dem frühen Nachmittag und wähle stattdessen schlaffreundliche Alternativen wie Kräutertees.

Kleine, leichte Snacks: Wenn du vor dem Schlafengehen hungrig bist, entscheide dich für einen kleinen, leichten Snack, der den Blutzuckerspiegel nicht stark beeinflusst. Ein paar Mandeln, eine Banane oder eine kleine Portion Joghurt sind gute Optionen.

Vermeide es, ins Bett zu gehen, wenn du dich übermäßig satt fühlst: Ein unangenehmes Völlegefühl kann das Einschlafen erschweren. Wähle stattdessen leichtere Abendmahlzeiten und achte darauf, dass der Magen nicht überlastet ist.

» *Fazit*

Was wir vor dem Schlafengehen zu uns nehmen, beeinflusst die Schlafqualität erheblich. Schwere, fettreiche Mahlzeiten, Zucker, Koffein, Alkohol und große Mengen Flüssigkeit können den Schlaf stören und sollten abends möglichst vermieden werden. Fettreiche Speisen belasten die Verdauung und verhindern, dass der Körper in tiefen Schlafphasen richtig regeneriert. Zucker führt oft zu Blutzuckerschwankungen, die den Schlaf unruhig machen, und Koffein verlängert die Einschlafzeit. Alkohol mag entspannend wirken, beeinträchtigt jedoch die Schlafqualität durch häufiges Aufwachen.

Eine bessere Wahl am Abend sind leichte, schlaffreundliche Lebensmittel und Getränke, die den Blutzuckerspiegel stabil halten und den Körper entspannen. Warme Kräutertees wie Kamille oder Lavendel beruhigen das Nervensystem und fördern die Entspannung. Leichte Snacks wie Mandeln oder Bananen enthalten Magnesium und Tryptophan – Stoffe, die den Schlaf fördern. Auch Haferflocken sind eine gute Wahl, da sie den Blutzuckerspiegel stabil halten und eine ruhige Nacht unterstützen.

Mit der bewussten Wahl leichter, entspannender Speisen und Getränke vor dem Schlafengehen schaffst du die ideale Voraussetzung für erholsamen Schlaf und eine optimale Regeneration für den nächsten Tag.

Kapitel 6: Der Tagesablauf für besseren Schlaf

Ein regelmäßiger und gut strukturierter Tagesablauf ist entscheidend für eine erholsame Nachtruhe. Viele Menschen denken beim Thema Schlaf vor allem an die Abendgestaltung und die Wahl der richtigen Lebensmittel, doch der gesamte Tagesablauf beeinflusst die Schlafqualität und den natürlichen Schlaf-Wach-Rhythmus maßgeblich. Indem wir den Tag gezielt strukturieren und uns auf eine schlaffreundliche Routine konzentrieren, schaffen wir optimale Bedingungen für eine entspannte Nacht und einen regenerativen Schlaf. Dieses Kapitel beleuchtet die wichtigsten Faktoren eines schlaffreundlichen Tagesablaufs – von festen Aufsteh- und Schlafenszeiten über die positive Wirkung von Bewegung und Sport bis hin zur Bedeutung von Tageslicht und der Frage, wie Kurzschlaf oder Powernapping sinnvoll eingesetzt werden kann.

Ein stabiler Schlaf-Wach-Rhythmus ist einer der effektivsten Wege, um das Einschlafen und Durchschlafen zu erleichtern. Der Körper folgt einem natürlichen biologischen Rhythmus, der durch regelmäßige Gewohnheiten unterstützt wird. Insbesondere feste Schlaf- und Aufstehzeiten helfen, die innere Uhr zu stabilisieren und den Körper darauf einzustellen, zu bestimmten Zeiten müde und zu anderen Zeiten wach zu sein. Die Kraft der Routine ist daher nicht zu unterschätzen: Ein konstanter Tagesablauf signalisiert dem Körper, wann er sich entspannen kann und wann er aktiv sein sollte.

Bewegung und Sport spielen eine ebenso zentrale Rolle für eine gute Schlafqualität. Regelmäßige körperliche Aktivität reduziert Stresshormone, fördert die Müdigkeit und verbessert die Tiefschlafphasen. Allerdings ist der richtige Zeitpunkt für Bewegung entscheidend: Während Sport am Morgen oder Nachmittag positiv auf den Schlaf wirkt, kann intensives Training am späten Abend den Kreislauf und das Nervensystem zu sehr aktivieren und das Einschlafen erschweren. Die Art und der Zeitpunkt der Bewegung sollten daher gut auf den individuellen Schlafrhythmus abgestimmt sein, um bestmögliche Effekte zu erzielen.

Tageslicht ist ein weiterer essenzieller Faktor, der unseren Schlaf-Wach-Rhythmus reguliert. Licht beeinflusst die Ausschüttung von Melatonin, dem Hormon, das uns schläfrig macht. Wenn wir tagsüber viel Tageslicht bekommen, wird der natürliche Melatoninzyklus stabilisiert, und der Körper kann sich abends besser auf den Schlaf vorbereiten. Besonders das Morgenlicht ist wichtig, da es den Start in den Tag signalisiert und die innere Uhr auf Aktivität einstellt. Ein bewusster Umgang mit Licht, auch abends durch gedämpfte Beleuchtung, unterstützt den Körper dabei, in Einklang mit den natürlichen biologischen Rhythmen zu kommen.

Kurzschlaf oder Powernapping kann ebenfalls zu einer besseren Nachtruhe beitragen, wenn er gezielt eingesetzt wird. Ein kurzes Nickerchen kann Energie für den restlichen Tag spenden und die Konzentrationsfähigkeit steigern. Doch es gibt bestimmte Regeln, um vom Kurzschlaf zu profitieren, ohne den nächtlichen Schlaf zu stören. Ein Powernap sollte nicht länger als 20 bis 30 Minuten dauern und möglichst nicht zu spät am Tag stattfinden, um das Einschlafen am Abend nicht zu erschweren.

In diesem Kapitel werden die wichtigsten Elemente eines schlaffreundlichen Tagesablaufs vorgestellt und praktische Tipps gegeben, wie feste Routinen, Bewegung, Licht und der richtige Umgang mit dem Kurzschlaf den Schlaf unterstützen können. Eine bewusste Gestaltung des Tages, die Körper und Geist in Balance hält, schafft die Voraussetzungen für eine erholsame Nachtruhe und fördert langfristig eine bessere Schlafqualität.

6.1 Die Kraft der Routine

Feste Zeiten für Schlaf und Aufstehen sind essenziell für eine gesunde Schlafqualität und fördern einen stabilen Schlaf-Wach-Rhythmus. Unser Körper verfügt über eine innere Uhr, den sogenannten zirkadianen Rhythmus, der durch äußere Einflüsse wie Licht, Dunkelheit und regelmäßige Gewohnheiten gesteuert wird. Ein stabiler Tagesrhythmus hilft dieser inneren Uhr, sich auf bestimmte Zeiten einzustellen, zu denen wir wach und aktiv sein sollten oder uns zur Ruhe begeben. Regelmäßige Schlafens- und Aufstehzeiten schaffen nicht nur eine Struktur im Alltag, sondern fördern auch die physische und psychische Gesundheit. In diesem Unterkapitel beleuchten wir, warum eine feste Routine so wichtig ist und wie du diese optimal in deinen Tagesablauf integrieren kannst.

- *Warum feste Zeiten für den Schlaf wichtig sind*

Wenn wir zu unregelmäßigen Zeiten schlafen und aufstehen, kann dies unsere innere Uhr verwirren und zu Schlafproblemen führen. Ein unregelmäßiger Schlaf-Wach-Rhythmus kann den Körper stressen und die Schlafqualität verringern. Wenn unser Schlafrhythmus inkonsistent ist, verschiebt sich der Zeitpunkt, an dem der Körper das Schlafhormon Melatonin ausschüttet. Dies kann dazu führen, dass wir abends wach bleiben, obwohl wir uns müde fühlen, oder morgens Schwierigkeiten haben, rechtzeitig aufzustehen. Eine feste Routine hingegen signalisiert dem Körper, dass er sich zu bestimmten Zeiten auf Ruhe einstellen kann, was das Einschlafen erleichtert und die Qualität der Tiefschlafphasen verbessert.

Regelmäßige Schlafenszeiten fördern auch die Konsistenz der REM- und Tiefschlafphasen. Diese Phasen sind für die körperliche und geistige Erholung besonders wichtig und unterstützen die Gedächtnisbildung sowie die Verarbeitung von Emotionen. Eine feste Schlafroutine trägt dazu bei, dass der Körper in regelmäßigen Abständen in die REM- und Tiefschlafphasen eintreten kann, was die Regeneration und die Gesundheit fördert.

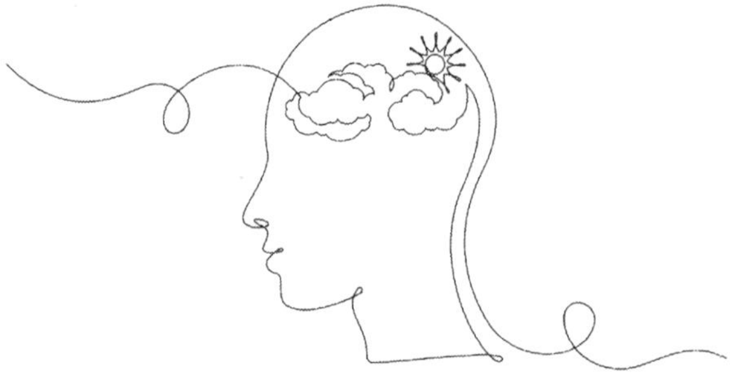

- *Die Vorteile eines regelmäßigen Schlafrhythmus*

Ein regelmäßiger Schlafrhythmus hat zahlreiche positive Effekte auf die Gesundheit und das Wohlbefinden:

- **Verbesserte Schlafqualität**: Wenn der Körper an feste Zeiten gewöhnt ist, wird das Einschlafen und Durchschlafen einfacher. Der Körper weiß, wann er sich auf die Nachtruhe vorbereiten muss, und beginnt, sich zur gleichen Zeit auf Entspannung einzustellen.
- **Mehr Energie und Wachheit am Tag**: Ein stabiler Schlaf-Wach-Rhythmus sorgt dafür, dass du erfrischt und erholt aufwachst. Der Körper wird darauf eingestellt, zu bestimmten Zeiten wach und aktiv zu sein, was die Tagesenergie steigert und die Produktivität fördert.
- **Reduzierter Stress**: Durch regelmäßige Schlafens- und Aufstehzeiten wird der Körper weniger gestresst, da er nicht ständig zwischen unterschiedlichen Schlafphasen hin- und herwechseln muss. Dies führt zu einem Gefühl von Stabilität und Balance.
- **Förderung der mentalen Gesundheit**: Eine stabile Routine verbessert die psychische Widerstandsfähigkeit und unterstützt die emotionale Gesundheit. Menschen mit festen Schlafzeiten neigen weniger zu Stimmungsschwankungen und fühlen sich oft emotional ausgeglichener.
- **Unterstützung des Stoffwechsels**: Ein regelmäßiger Schlafrhythmus fördert die Hormonregulation und unterstützt den Stoffwechsel. Hormone wie Cortisol, das den Blutzuckerspiegel reguliert, oder das Wachstumshormon, das für die Zellregeneration wichtig ist, arbeiten effizienter, wenn der Körper zu festen Zeiten schlafen und wach werden kann.

- *Tipps zur Etablierung einer festen Schlafroutine*

Der Aufbau einer regelmäßigen Schlafroutine kann anfangs eine Herausforderung sein, vor allem, wenn bisher keine festen Schlafenszeiten eingehalten wurden. Hier sind einige Tipps, die helfen, eine stabile Routine zu entwickeln:

- **Zur gleichen Zeit ins Bett gehen und aufstehen**: Versuche, möglichst jeden Tag zur gleichen Zeit ins Bett zu gehen und aufzustehen – auch am Wochenende. Ein konsistenter Schlaf-Wach-Rhythmus hilft, die innere Uhr zu stabilisieren und die Schlafqualität zu verbessern.
- **Eine entspannende Abendroutine entwickeln**: Gestalte die Zeit vor dem Schlafengehen mit beruhigenden Aktivitäten, die deinem Körper signalisieren, dass es Zeit ist, zur Ruhe zu kommen. Ein regelmäßiges Ritual, wie das Lesen eines Buches, eine Tasse Kräutertee oder eine kurze Meditation, kann helfen, den Körper und Geist auf den Schlaf vorzubereiten.
- **Das Schlafzimmer vorbereiten**: Stelle sicher, dass dein Schlafzimmer eine angenehme Schlafumgebung bietet. Dunkelheit, eine angenehme Raumtemperatur und ein ruhiges Umfeld unterstützen das Einschlafen und helfen dem Körper, sich schneller in den Schlafmodus zu versetzen.
- **Auf Wecker und Schlummerfunktion verzichten**: Vermeide es, die Schlummerfunktion des Weckers zu benutzen, da dies den Körper unnötig stresst und den Schlafzyklus stören kann. Versuche stattdessen, zu einer festen Zeit aufzustehen und dich an diese Zeit zu halten.
- **Licht und Dunkelheit gezielt nutzen**: Tageslicht am Morgen und gedämpftes Licht am Abend sind ideale Signale für den Körper, um den Tag zu beginnen und den Schlaf einzuleiten.

Versuche, dich morgens so viel wie möglich im Tageslicht aufzuhalten, und reduziere am Abend künstliche Lichtquellen, insbesondere blaues Licht von Bildschirmen, das die Melatoninproduktion hemmt.

- **Schlafroutine bei Veränderungen beibehalten**: Auch wenn es Veränderungen im Alltag gibt, wie etwa Reisen oder ein arbeitsreiches Wochenende, versuche, deine Schlafroutine so weit wie möglich beizubehalten. Kleinere Abweichungen können vorkommen, aber eine insgesamt konstante Routine hilft, den Körper nicht aus dem Gleichgewicht zu bringen.

- Wie lange es dauert, bis sich der Körper an eine neue Routine gewöhnt

Für viele Menschen kann es etwa zwei bis drei Wochen dauern, bis der Körper sich vollständig an eine neue Schlafroutine gewöhnt hat. Es ist wichtig, geduldig und konsequent zu sein und kleine Anpassungen vorzunehmen, falls nötig. In den ersten Tagen einer neuen Routine kann es sein, dass der Körper noch nicht sofort zur geplanten Zeit einschläft oder wach wird. Mit der Zeit wird die innere Uhr jedoch zunehmend an die regelmäßigen Zeiten angepasst, und der Schlaf wird leichter und tiefer.

» Fazit

Die Kraft der Routine liegt in ihrer stabilisierenden Wirkung auf den Schlaf-Wach-Rhythmus. Ein regelmäßiger Tagesablauf mit festen Schlafens- und Aufstehzeiten unterstützt die biologische Uhr und fördert die natürliche Produktion des Schlafhormons Melatonin. Durch eine konstante Routine kann der Körper lernen, sich zu bestimmten Zeiten auf den Schlaf einzustellen, was das Einschlafen erleichtert und die Schlafqualität verbessert. Eine feste Routine sorgt nicht nur für bessere Erholung und Energie am Tag, sondern stärkt auch die physische und mentale Gesundheit. Indem du eine beständige Schlafroutine entwickelst und die Kraft der Gewohnheit nutzt, schaffst du die Basis für einen erholsamen und tiefen Schlaf.

6.2 Bewegung und Sport als Schlafhilfe

Regelmäßige Bewegung und Sport wirken sich positiv auf deinen Schlaf aus und können dir dabei helfen, abends leichter zur Ruhe zu kommen und tiefer zu schlafen. Körperliche Aktivität reduziert Stresshormone, baut überschüssige Energie ab und fördert die Ausschüttung von Wohlfühlhormonen wie Endorphinen und Serotonin, die deinen Schlafrhythmus unterstützen. Doch nicht jede Art und jeder Zeitpunkt für Sport ist optimal, um den Schlaf zu fördern. In diesem Unterkapitel erfährst du, welche Bewegungsarten am besten wirken und wann du sie am besten in deinen Tagesablauf einplanst, um abends gut schlafen zu können.

- Warum Bewegung gut für den Schlaf ist

Körperliche Aktivität reguliert die innere Uhr und fördert einen stabilen Schlaf-Wach-Rhythmus. Wenn du dich tagsüber ausreichend bewegst, gibt das deinem Körper das Signal, dass es am Abend Zeit ist, zur Ruhe zu kommen. Bewegung sorgt dafür, dass sich der Körper insgesamt wohler fühlt, Spannungen abgebaut werden und die Schlafbereitschaft steigt. Viele Studien zeigen, dass Menschen, die regelmäßig aktiv sind, leichter einschlafen und eine höhere Schlafqualität haben, da Bewegung die Tiefschlafphasen fördert, in denen Körper und Geist besonders gut regenerieren.

Sport verbessert auch die psychische Gesundheit und baut Stress ab – beides Faktoren, die den Schlaf positiv beeinflussen. Wenn du regelmäßig aktiv bist, reduzierst du Stresshormone wie Cortisol, was dir hilft, abends entspannter zu sein und dich weniger von Sorgen oder Gedanken wachhalten zu lassen.

- Der richtige Zeitpunkt für Bewegung und Sport

Während Sport insgesamt förderlich für den Schlaf ist, ist der Zeitpunkt der Aktivität entscheidend. Intensive körperliche Belastung in den Stunden vor dem Schlafengehen kann den Kreislauf und das Nervensystem zu stark anregen und das Einschlafen erschweren. Daher ist es ideal, Sport früher am Tag oder am Nachmittag zu treiben:

» *Morgens*

Bewegung am Morgen hilft dir, den Tag energetisch zu starten und deinen Schlaf-Wach-Rhythmus zu stabilisieren. Besonders Ausdauersportarten wie Joggen, Radfahren oder Schwimmen am Morgen fördern die Wachsamkeit und geben dir eine Basis für den Tag. Morgens trainierst du auch die Produktion von Serotonin, das abends in das Schlafhormon Melatonin umgewandelt wird und dich müde macht.

» Am Nachmittag

Ein Training am Nachmittag ist ideal, da dein Körper dann auf Betriebstemperatur ist und die Muskeln gut arbeiten können. Eine Trainingseinheit am Nachmittag reduziert überschüssige Energie und wirkt sich positiv auf die Schlafqualität aus. Du kannst hier auch ruhigere Sportarten wie Yoga oder leichtes Krafttraining ausprobieren, die den Kreislauf nicht übermäßig anregen und trotzdem deinen Bewegungsbedarf decken.

» Abends

Falls du abends trainieren möchtest, solltest du auf intensive Workouts verzichten. Sportarten wie sanftes Yoga, Dehnübungen oder ein Spaziergang wirken beruhigend und helfen, den Tag ausklingen zu lassen. Intensive Workouts wie HIIT oder Krafttraining sollten möglichst zwei bis drei Stunden vor dem Schlafengehen abgeschlossen sein, damit dein Körper sich entspannen und die Körpertemperatur wieder absenken kann.

- Die besten Sportarten und Bewegungsformen für besseren Schlaf

Nicht jede Art von Bewegung wirkt gleich positiv auf den Schlaf. Einige Sportarten haben sich als besonders schlaffördernd erwiesen:

» *Ausdauersport*

Ausdauersportarten wie Laufen, Radfahren, Schwimmen und Wandern sind optimal für eine gesunde Schlafroutine. Sie fördern die Durchblutung und die Ausschüttung von Endorphinen und senken die Ausschüttung von Stresshormonen. Ein regelmäßiges Ausdauertraining, drei- bis viermal pro Woche, kann deine Schlafqualität merklich verbessern.

» *Yoga und Stretching*

Yoga und Dehnübungen sind perfekt, um Körper und Geist zu beruhigen. Besonders beruhigende Yoga-Posen wie der „Kindhaltung" oder der „Schmetterling" entspannen die Muskeln und fördern eine tiefere Atmung. Yoga fördert auch die Achtsamkeit und hilft dir, am Ende des Tages eine innere Balance zu finden und den Stress des Tages loszulassen.

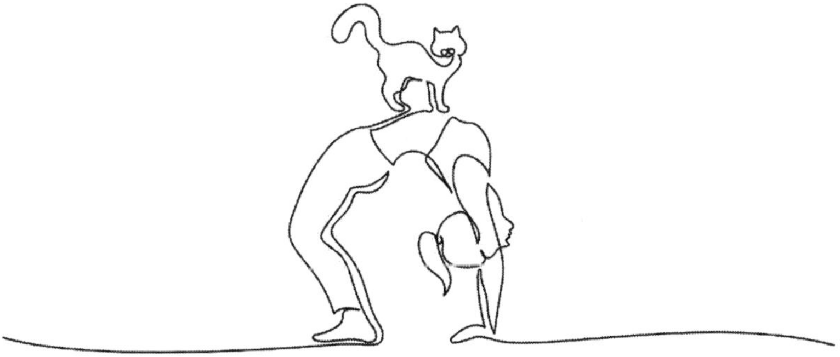

» *Spaziergänge*

Ein Abendspaziergang an der frischen Luft kann dir helfen, abzuschalten und dich auf die Nachtruhe einzustellen. Die Bewegung ist leicht und beruhigend, und die frische Luft sorgt für eine bessere Sauerstoffversorgung des Körpers. Ein Spaziergang etwa 30 Minuten vor dem Schlafengehen hilft, zur Ruhe zu kommen und das Einschlafen zu erleichtern.

» Leichtes Krafttraining

Krafttraining hilft, überschüssige Energie abzubauen und die Muskulatur zu stärken. Für besseren Schlaf ist es jedoch wichtig, abends keine intensiven Kraftübungen durchzuführen. Ein moderates Training am Nachmittag oder frühen Abend ist optimal. Übungen mit eigenem Körpergewicht oder leichtem Widerstand sind abends eine gute Wahl, um den Körper sanft zu beanspruchen, ohne ihn zu sehr aufzuwühlen.

- Tipps zur Integration von Bewegung in den Tagesablauf

Um Sport gezielt zur Schlafunterstützung einzusetzen, ist es wichtig, Bewegung regelmäßig und mit dem richtigen Timing in den Alltag zu integrieren:

- **Plane feste Zeiten für Bewegung**: Regelmäßigkeit ist entscheidend, um die positive Wirkung von Sport auf den Schlaf zu spüren. Plane feste Zeiten für Bewegung ein und baue Sport wie einen festen Termin in deinen Tagesablauf ein. Ein regelmäßiger Rhythmus gibt deinem Körper das Signal, dass er sich abends entspannen kann.
- **Passe die Intensität an die Tageszeit an**: Höre auf deinen Körper und passe die Sportarten und deren Intensität der Tages-

zeit an. Morgens und nachmittags kannst du dich intensiver betätigen, während abends leichtere Aktivitäten für Ruhe und Entspannung sorgen.

- **Kombiniere Bewegung mit frischer Luft**: Besonders Ausdauersportarten oder Spaziergänge im Freien bieten dir nicht nur körperliche Aktivität, sondern auch den Vorteil der natürlichen Lichtzufuhr, die die innere Uhr stabilisiert und dich abends müder macht.
- **Hör auf deinen Körper**: Jeder Mensch reagiert anders auf Bewegung. Wenn du merkst, dass abendlicher Sport dich wach hält, experimentiere mit der Tageszeit und finde die Bewegungsform, die für dich am besten funktioniert.

» *Fazit*

Bewegung und Sport sind effektive Mittel, um deinen Schlaf positiv zu beeinflussen. Regelmäßige körperliche Aktivität baut Stress ab, fördert die Tiefschlafphasen und gibt dir das Gefühl, am Ende des Tages eine Balance gefunden zu haben. Dabei ist der richtige Zeitpunkt für Sport entscheidend: Morgens und nachmittags können intensivere Einheiten deine Wachheit fördern, während abends leichtere Aktivitäten wie Yoga oder ein Spaziergang optimal sind, um die innere Ruhe zu finden. Mit einer bewussten Integration von Bewegung in deinen Tagesablauf kannst du deine Schlafqualität langfristig verbessern und so zu einer rundum erholsamen Nacht beitragen.

6.3 Tageslicht und seine Wirkung auf den Schlaf-Wach-Rhythmus

Tageslicht ist eine der wichtigsten natürlichen Steuerungen für unseren Schlaf-Wach-Rhythmus. Unser Körper folgt einem biologischen Rhythmus – dem sogenannten zirkadianen Rhythmus –, der uns dabei hilft, zu bestimmten Zeiten wach und aktiv zu sein und abends zur Ruhe zu kommen. Licht spielt in diesem Rhythmus eine entscheidende Rolle, da es die Produktion des Hormons Melatonin beeinflusst, das unseren Schlaf reguliert. In diesem Unterkapitel erfährst du, warum Tageslicht so wichtig für einen gesunden Schlaf ist und wie du es gezielt einsetzen kannst, um deinen Schlaf-Wach-Rhythmus zu stabilisieren.

- Warum Tageslicht so wichtig für den Schlaf ist

Unser Körper produziert das Schlafhormon Melatonin, das uns müde macht und uns signalisiert, dass es Zeit ist, zur Ruhe zu kommen. Tageslicht, insbesondere das Morgenlicht, unterdrückt die Melatoninproduktion und fördert die Ausschüttung von Serotonin, einem Hormon, das uns wach und alert macht. Am Abend, wenn es dunkler wird, steigt der Melatoninspiegel wieder an, und wir werden müde. Dieser natürliche Rhythmus wird durch Tageslicht gesteuert – ohne regelmäßiges Licht und Dunkelheit kann die innere Uhr aus dem Takt geraten.

Gerade in den dunklen Wintermonaten oder bei Menschen, die viel Zeit in geschlossenen Räumen verbringen, kann ein Mangel an

Tageslicht dazu führen, dass sich der Schlaf-Wach-Rhythmus verschiebt. Ohne genügend Licht am Tag kann der Körper die Melatoninproduktion tagsüber nicht effektiv unterdrücken, was zu Müdigkeit, Energielosigkeit und Einschlafproblemen am Abend führen kann. Regelmäßiges Tageslicht, vor allem am Morgen, hilft, den Rhythmus zu stabilisieren und den Schlaf zu verbessern.

- Die Vorteile von Tageslicht für den Schlaf-Wach-Rhythmus

» *Stabilisierung der inneren Uhr*

Tageslicht hilft, die innere Uhr zu synchronisieren. Wenn du dich morgens ausreichend Licht aussetzt, erhält dein Körper das Signal, dass der Tag begonnen hat, und stellt sich darauf ein, abends müde zu werden. Das hilft dir, abends leichter einzuschlafen und morgens frischer aufzuwachen.

» *Verbesserung der Stimmung und Energie*

Tageslicht fördert nicht nur die Wachsamkeit, sondern auch die Stimmung. Serotonin, das durch Licht aktiviert wird, spielt eine Rolle für dein Wohlbefinden und gibt dir Energie. Es sorgt dafür, dass du dich tagsüber aktiver fühlst und abends ausgeglichener in den Schlaf findest.

» *Höhere Schlafqualität*

Menschen, die sich regelmäßig dem Tageslicht aussetzen, erleben eine bessere Schlafqualität. Die Lichtsignale am Tag verbessern die Struktur des Schlafs und verlängern die Tiefschlafphasen, was zu einer erholsameren Nacht führt. Das Aufwachen in der Nacht oder das Gefühl, unruhig zu schlafen, wird durch ausreichendes Tageslicht reduziert.

- Tipps, um mehr Tageslicht in den Alltag zu integrieren

» Morgenlicht tanken

Der beste Zeitpunkt, um Tageslicht zu genießen, ist am Morgen. Versuche, jeden Tag nach dem Aufstehen 15 bis 30 Minuten im Freien zu verbringen. Das Morgenlicht hat eine besonders starke Wirkung auf die innere Uhr und hilft, den Melatoninzyklus zu regulieren. Schon ein kurzer Spaziergang im Freien kann ausreichen, um dein Schlafverhalten langfristig zu verbessern.

» Den Arbeitsplatz nahe am Fenster wählen

Wenn du den Tag größtenteils drinnen verbringst, versuche, deinen Arbeitsplatz möglichst in der Nähe eines Fensters einzurichten. Natürliches Licht, das durch das Fenster fällt, ist zwar weniger intensiv als direktes Sonnenlicht, hilft jedoch, die Wachsamkeit und Energie aufrechtzuerhalten.

» Mittagspause im Freien verbringen

Nutze die Mittagspause für einen kurzen Aufenthalt im Freien. Das Sonnenlicht um die Mittagszeit hat eine hohe Intensität und ist besonders effektiv, um die Serotoninproduktion anzuregen. Ein kurzer Spaziergang von 10 bis 15 Minuten reicht oft schon aus, um die Wirkung des Tageslichts zu nutzen und die innere Uhr zu stabilisieren.

» *Verwendung von Lichttherapie in lichtarmen Monaten*

In den Wintermonaten oder in Gegenden mit wenig Tageslicht kann eine spezielle Lichttherapielampe hilfreich sein. Diese Lampen simulieren natürliches Tageslicht und können helfen, Müdigkeit und Winterdepressionen vorzubeugen. Eine tägliche Sitzung von etwa 20 bis 30 Minuten am Morgen kann das Fehlen von Tageslicht kompensieren und deine innere Uhr stabilisieren.

» *Am Abend gedämpftes Licht verwenden*

Ebenso wie das Tageslicht tagsüber wichtig ist, ist gedämpftes Licht am Abend entscheidend. Vermeide helles künstliches Licht, besonders blaues Licht von Bildschirmen, das die Melatoninproduktion hemmt. Setze stattdessen auf gedimmtes, warmes Licht, das dem Körper signalisiert, dass die Schlafenszeit naht.

- Die Wirkung von künstlichem Licht und Bildschirmen

Neben dem natürlichen Tageslicht beeinflusst auch künstliches Licht unseren Schlaf-Wach-Rhythmus. Insbesondere das blaue Licht von Smartphones, Tablets und Computern kann die Melatoninproduktion unterdrücken und dich länger wach halten, wenn du diese Geräte abends benutzt. Setze abends auf Blaulichtfilter oder meide Bildschirme, um deinem Körper zu ermöglichen, sich auf die Nachtruhe einzustellen.

Eine bewusste Abendroutine mit wenig künstlichem Licht und dem Verzicht auf Bildschirme hilft deinem Körper, in einen natürlichen Rhythmus zu finden. Auch eine entspannte Beleuchtung im Schlafzimmer fördert die Ruhe und die Melatoninproduktion und erleichtert das Einschlafen.

» Fazit

Tageslicht ist ein mächtiger Taktgeber für den Schlaf-Wach-Rhythmus. Morgens und mittags ausreichend natürliches Licht zu tanken, stärkt deine innere Uhr und hilft, die Melatoninproduktion zu regulieren, sodass du abends besser zur Ruhe kommst und tiefer schlafen kannst. Wenn du tagsüber viel Zeit drinnen verbringst oder in den Wintermonaten weniger Licht erhältst, können regelmäßige Pausen im Freien oder eine Lichttherapielampe hilfreich sein. Indem du die natürliche Wirkung des Tageslichts bewusst nutzt, trägst du aktiv zu einem besseren Schlaf bei und unterstützt deinen Körper, sich optimal auf die Nachtruhe vorzubereiten.

6.4 Kurzschlaf (Powernapping): Wann und wie sinnvoll?

Ein kurzer Mittagsschlaf, auch Powernap genannt, kann Wunder für deine Energie, Konzentration und Stimmung bewirken. Wenn du dich tagsüber müde fühlst oder das berühmte „Mittagstief" erlebst, kann ein gezielter Kurzschlaf dir helfen, erfrischt und fokussiert in den restlichen Tag zu starten. Doch wie bei vielen Dingen kommt es auch beim Powernapping auf das richtige Timing und die Dauer an, um seine volle Wirkung zu entfalten, ohne den nächtlichen Schlaf zu stören. In diesem Unterkapitel erfährst du, wann und wie ein Powernap sinnvoll ist und wie du ihn in deinen Alltag integrieren kannst.

- *Die Vorteile eines Powernaps*

Ein Powernap von 10 bis 30 Minuten hat viele positive Effekte auf den Körper und Geist. Ein gezielter Kurzschlaf bietet folgende Vorteile:

» *Erhöhte Aufmerksamkeit und Konzentration*

Ein Powernap verbessert deine geistige Wachheit und Konzentrationsfähigkeit. Selbst ein kurzer Schlaf von nur 10 bis 15 Minuten kann ausreichen, um die Aufmerksamkeit wiederherzustellen und die Gedächtnisleistung zu fördern. Besonders in Phasen hoher Arbeitsbelastung oder bei langen Arbeitstagen kann ein Powernap dafür sorgen, dass du auch am Nachmittag produktiv bleibst.

» *Besseres Gedächtnis und Lernfähigkeit*

Studien zeigen, dass ein Powernap die Gedächtnisbildung und das Lernen unterstützt. In dieser kurzen Ruhephase verarbeitet das Gehirn Informationen, die es zuvor aufgenommen hat, und verfestigt das Gelernte. Daher kann ein Powernap besonders vor oder nach einer Lerneinheit hilfreich sein, um Wissen besser zu verarbeiten.

» *Reduzierter Stress und verbesserte Stimmung*

Ein Powernap hat eine beruhigende Wirkung und hilft, das Stresslevel zu senken. Auch wenn du dich emotional erschöpft fühlst oder einen stressigen Vormittag hattest, kann ein Kurzschlaf deine Stimmung verbessern und dir helfen, den Tag gelassener anzugehen.

» *Mehr Energie und Leistungsfähigkeit*

Durch den Powernap füllst du deine Energiereserven wieder auf, ohne den Kreislauf zu stark zu belasten. Anders als bei Koffein, das für kurze Zeit die Wachheit steigert, aber später oft in ein Müdigkeitstief führt, wirkt ein Powernap sanft und nachhaltig. Er fördert das natürliche Erfrischungsgefühl und gibt dir die Kraft, den restlichen Tag mit Energie zu meistern.

- Die optimale Dauer für einen Powernap

Damit ein Powernap erfrischend wirkt und nicht zu Müdigkeit führt, ist die Dauer entscheidend:

- **10 bis 20 Minuten**: Diese kurze Schlafdauer ist ideal, um die Vorteile eines Nickerchens ohne Tiefschlaf zu nutzen. In diesem Zeitrahmen bleibt der Schlaf oberflächlich, sodass du danach leicht aufwachen und ohne groggy zu sein wieder aktiv werden kannst.

- **30 Minuten:** Ein 30-minütiger Schlaf kann ebenfalls erfrischend sein, führt jedoch oft zu einem leichten „Schlafträgheitsgefühl", wenn du in eine tiefere Schlafphase geraten bist. Dieses Gefühl dauert in der Regel nur einige Minuten, kann aber etwas unangenehm sein.

- **60 Minuten oder länger**: Ein längerer Schlaf von 60 Minuten oder mehr bringt dich oft in die Tiefschlafphase. Obwohl dies erfrischend sein kann, ist ein solches Nickerchen weniger empfehlenswert, da es zu starker Schlafträgheit führt und die innere Uhr durcheinanderbringen kann. Es besteht zudem das Risiko, dass der nächtliche Schlaf beeinträchtigt wird, da du möglicherweise weniger müde ins Bett gehst.

Für die meisten Menschen ist ein Powernap von etwa 15 bis 20 Minuten optimal. Diese Zeitspanne reicht aus, um die Vorteile eines Kurzschlafs zu nutzen, ohne den Nachtschlaf zu beeinträchtigen.

- Der richtige Zeitpunkt für einen Powernap

Auch der Zeitpunkt des Naps spielt eine wichtige Rolle, um den erfrischenden Effekt zu maximieren:

» Nach dem Mittagessen

Der frühe Nachmittag, etwa 1 bis 3 Stunden nach dem Mittagessen, ist die beste Zeit für einen Powernap. Zu diesem Zeitpunkt erlebt der Körper oft ein natürliches Energietief, da die Verdauung auf Hochtouren läuft und die Wachsamkeit sinkt. Ein Powernap in dieser Phase nutzt das natürliche Bedürfnis nach Ruhe und erfrischt dich für den restlichen Tag.

» Früher Nachmittag statt später Nachmittag

Vermeide Powernaps am späten Nachmittag oder Abend, da sie den nächtlichen Schlaf beeinträchtigen können. Ein später Kurzschlaf kann dazu führen, dass du abends nicht müde genug bist, um zur gewohnten Zeit einzuschlafen. Idealerweise endet dein Powernap spätestens am frühen Nachmittag.

- Tipps für einen erholsamen und effektiven Powernap

Damit dein Powernap erfrischend und angenehm wird, kannst du folgende Tipps ausprobieren:

- **Einen ruhigen Ort wählen**: Finde einen ruhigen, angenehmen Ort, an dem du ungestört für einige Minuten zur Ruhe kommen kannst. Dunkelheit oder eine Augenmaske können helfen, schneller einzuschlafen.
- **Ein Wecker kann helfen**: Stelle dir einen Wecker auf 15 bis 20 Minuten, damit du nicht zu lange schläfst und direkt in eine Tiefschlafphase gerätst. Dies verhindert, dass du dich danach müde und schläfrig fühlst.
- **Entspannungstechniken nutzen**: Konzentriere dich vor dem Powernap auf eine Entspannungstechnik, wie z.B. tiefes Atmen oder eine kurze Meditation, um schneller zur Ruhe zu kommen. Das hilft, den Stress des Tages loszulassen und die Entspannung zu fördern.
- **Den Schlaf genießen, ohne sich zu stressen**: Wenn du nicht sofort einschläfst, ist das in Ordnung. Oft reicht es schon, die Augen zu schließen und für 15 bis 20 Minuten zu entspannen,

um eine Erfrischung zu spüren. Versuche, keinen Druck zu verspüren – es geht einfach darum, dir eine kurze Erholungspause zu gönnen.

» Fazit

Ein gezielter Kurzschlaf oder Powernap kann dir helfen, die Müdigkeit des Tages abzubauen und mit neuer Energie durchzustarten. Wenn du den Powernap richtig einsetzt – optimalerweise 10 bis 20 Minuten am frühen Nachmittag –, profitierst du von erhöhter Wachsamkeit, besserer Konzentration und einer positiven Stimmung. Der richtige Zeitpunkt und eine kurze Dauer sind entscheidend, um die Vorteile eines Powernaps zu nutzen, ohne den nächtlichen Schlaf zu beeinträchtigen. Ein Powernap ist eine einfache, aber wirksame Strategie, um tagsüber mehr Energie zu haben und gleichzeitig deinen natürlichen Schlafrhythmus zu unterstützen.

6.5 Warum du vermeiden solltest, nachts auf die Uhr zu schauen

Nachts auf die Uhr zu schauen, scheint vielleicht harmlos, doch es kann deine Schlafqualität erheblich beeinträchtigen. Viele von uns blicken automatisch auf die Uhr, wenn wir mitten in der Nacht aufwachen, um zu sehen, wie viel Zeit bis zum Weckerklingeln bleibt. Diese Gewohnheit kann jedoch zu unnötigem Stress und Schlafdruck führen und macht es oft schwer, wieder in den Schlaf zu finden. In diesem Unterkapitel erfährst du, warum du nachts besser auf die Uhr verzichten solltest und wie du damit deine Schlafqualität steigerst.

- *Warum das Uhrschauen nachts problematisch ist*

» *Stress und Schlafdruck*

Wenn du nachts auf die Uhr schaust, kann das leicht in Stress ausarten – besonders dann, wenn du merkst, dass nur noch wenig Zeit bis zum Morgen bleibt. Gedanken wie „Ich muss jetzt unbedingt wieder einschlafen!" erzeugen Druck und können das erneute Einschlafen erschweren. Diese innerliche Anspannung und Sorge darüber, am nächsten Tag vielleicht nicht fit zu sein, stören die Erholung und die Entspannung.

» *Erhöhte Wachsamkeit durch Licht und Reize*

Der Blick auf eine leuchtende Uhr oder das Smartphone aktiviert dein Gehirn. Besonders das blaue Licht von Bildschirmen hemmt die Produktion des Schlafhormons Melatonin, das dir hilft, müde zu werden und entspannt zu bleiben. Schon ein kurzer Blick auf die Uhr kann ausreichen, um deinen Schlaf zu stören und dich in einen Wachmodus zu versetzen, der das Einschlafen erschwert.

» *Störung des natürlichen Schlafzyklus*

Kurze Wachphasen in der Nacht sind völlig normal und Teil deines Schlafprozesses. Der Blick auf die Uhr macht jedoch aus diesen natürlichen Phasen bewusste Störungen, und du fängst an, die Minuten zu zählen. Wenn du die Uhrzeit nicht beachtest, bleibt dein Schlafrhythmus im Gleichgewicht, und du hast es leichter, wieder zur Ruhe zu kommen.

- Tipps, um nachts nicht auf die Uhr zu schauen

» Die Uhr umdrehen oder verdecken

Ein einfacher, aber wirksamer Trick ist es, die Uhr einfach umzudrehen oder abzudecken. Wenn du die Uhrzeit nicht sehen kannst, kommst du gar nicht erst in Versuchung, ständig darauf zu schauen. Das macht es leichter, dich auf deine Entspannung zu konzentrieren und wieder einzuschlafen.

» Smartphone außer Reichweite legen

Falls du das Smartphone als Wecker nutzt, ist es sinnvoll, es außer Reichweite zu legen oder ganz aus dem Schlafzimmer zu verbannen. So verhinderst du, dass das grelle Licht dich aufweckt oder du in Versuchung kommst, auf die Uhr zu sehen. Ein analoger Wecker ohne Beleuchtung ist eine gute Alternative.

» Beruhigende Techniken anwenden

Wenn du in der Nacht wach wirst, versuche, dich auf entspannende Atemübungen oder Visualisierungen zu konzentrieren, statt auf die Uhr zu schauen. Diese Methoden helfen dir, ruhig zu bleiben und Stress abzubauen, sodass du leichter wieder einschläfst.

» *Wachphasen akzeptieren*

Kurze Wachphasen sind völlig normal. Sie müssen also kein Grund zur Sorge sein. Wenn du sie als natürlichen Teil des Schlafens akzeptierst, hilft dir das, entspannt zu bleiben und unnötige Gedanken zu vermeiden.

» *Fazit*

Der nächtliche Blick auf die Uhr kann unnötigen Stress und Druck erzeugen, besonders wenn die Zeit fortschreitet und man den Eindruck bekommt, nicht genug Schlaf zu bekommen. Dieses Gefühl kann die Ausschüttung von Stresshormonen wie Cortisol fördern, die das Wiedereinschlafen zusätzlich erschweren. Wenn du hingegen die Uhrzeit nachts bewusst ignorierst und stattdessen auf deinen Atem und die Entspannung deines Körpers fokussierst, signalisierst du deinem Nervensystem, dass es sicher ist, wieder in den Schlaf zu finden.

Um diese Gewohnheit abzulegen, kannst du das Display deiner Uhr abdecken oder das Handy außer Reichweite legen, sodass der Impuls, die Uhrzeit zu überprüfen, gar nicht erst entsteht. Ein kleiner Wechsel deiner nächtlichen Gewohnheiten kann dazu beitragen, die Nacht ruhiger zu erleben, ohne durch unnötige Gedanken und Anspannung unterbrochen zu werden. Mit der Zeit wird dein Körper lernen, dass die Nachtzeit ausschließlich der Erholung gehört und Stress durch Zeitdruck keine Rolle spielt – was dir letztlich zu einem erholsameren und durchgängigen Schlaf verhelfen kann.

Kapitel 7: Umgang mit Schlafstörungen

Schlafstörungen gehören zu den häufigsten Gesundheitsproblemen unserer Zeit und können erhebliche Auswirkungen auf das Wohlbefinden, die Leistungsfähigkeit und die Gesundheit haben. Viele Menschen kämpfen regelmäßig mit Schlafproblemen, die nicht nur zu Müdigkeit und Konzentrationsschwäche führen, sondern langfristig auch das Risiko für chronische Krankheiten erhöhen. Ein erholsamer Schlaf ist jedoch ein wesentlicher Bestandteil eines gesunden Lebens, und der Umgang mit Schlafstörungen kann die Lebensqualität maßgeblich verbessern. In diesem Kapitel erfährst du, wie du Schlafstörungen erkennen und mit ihnen umgehen kannst und welche Methoden dir helfen, deine Schlafprobleme in den Griff zu bekommen.

Zu den häufigsten Schlafstörungen zählen Insomnie (Einschlaf- und Durchschlafstörungen), Schlafapnoe (Atemaussetzer während des Schlafs), das Restless-Legs-Syndrom (unruhige Beine) und Parasomnien (ungewöhnliche Verhaltensweisen im Schlaf wie Schlafwandeln). Die Symptome dieser Störungen können von nächtlichem Aufwachen und Schlaflosigkeit bis hin zu Atembeschwerden und unerklärlicher Tagesmüdigkeit reichen. Häufig ist es nicht leicht, den eigenen Schlafproblemen auf den Grund zu gehen, und viele Menschen zögern, ärztliche Hilfe in Anspruch zu nehmen. Doch das frühzeitige Erkennen und Verstehen von Schlafstörungen ist der erste Schritt, um die Lebensqualität zurückzugewinnen und den Schlaf zu verbessern.

Zur Behandlung von Schlafstörungen gibt es verschiedene Ansätze, die von verhaltenstherapeutischen Methoden über medikamentöse Behandlungen bis hin zu alternativen Ansätzen reichen. Die kognitive Verhaltenstherapie für Insomnie (CBT-I) ist eine bewährte Methode, die ohne Medikamente auskommt und auf eine langfristige Verbesserung der Schlafqualität abzielt. Auch Techniken wie Entspannungsübungen, Achtsamkeitstraining oder das Führen eines Schlafjournals können helfen, negative Gedanken und Verhaltensmuster zu überwinden, die Schlafprobleme verstärken. In manchen Fällen können Schlafmittel kurzfristig Erleichterung verschaffen, sollten jedoch immer in Absprache mit einem Arzt und nur vorübergehend eingesetzt werden, da sie langfristig abhängig machen können und den natürlichen Schlafprozess beeinträchtigen können.

In den letzten Jahren sind Schlaf-Apps und Schlaf-Tracker immer beliebter geworden, da sie es ermöglichen, den eigenen Schlaf zu analysieren und Muster zu erkennen. Diese Tools bieten wertvolle Einblicke in Schlafdauer und Schlafphasen und helfen, die Ursachen von Schlafproblemen besser zu verstehen. Doch wie hilfreich sind diese Technologien tatsächlich? Und wie verlässlich sind die Ergebnisse, die Apps und Wearables liefern? Dieses Kapitel gibt dir einen Überblick über die Vor- und Nachteile der Schlafüberwachung und zeigt dir, wie du solche Tools sinnvoll einsetzen kannst, um deine Schlafgewohnheiten zu verbessern.

Wenn Schlafprobleme über längere Zeit bestehen bleiben und zu einer ernsthaften Belastung werden, kann der Besuch einer Schlafklinik sinnvoll sein. In Schlaflaboren und -kliniken können komplexere Schlafstörungen wie Schlafapnoe oder nächtliche Atemaussetzer diagnostiziert und behandelt werden. Schlafkliniken bieten umfassende Untersuchungen, die eine detaillierte Analyse des Schlafverhaltens und eine fundierte Diagnose ermöglichen. Für Menschen, die unter chronischen Schlafproblemen leiden, kann dies der Weg zu einer gezielten und wirksamen Behandlung sein.

In diesem Kapitel erfährst du alles Wichtige zu den häufigsten Schlafstörungen und ihren Symptomen sowie zu den besten Behandlungsmethoden. Du erhältst praktische Tipps zum Umgang mit Schlafproblemen und lernst die Möglichkeiten und Grenzen von Schlaf-Apps und Trackern kennen. Abschließend besprechen wir, wann eine Schlafklinik sinnvoll ist und was du dort erwarten kannst. Egal, ob du gelegentliche Schlafprobleme hast oder bereits seit langer Zeit mit Schlafstörungen kämpfst – dieses Kapitel bietet dir wertvolle Informationen und Unterstützung, um deinen Schlaf langfristig zu verbessern und wieder zu erholsamen Nächten zu finden.

7.1 Häufige Schlafstörungen und ihre Symptome

Schlafstörungen sind vielfältig und können die Lebensqualität erheblich beeinträchtigen. Sie sind oft mit anderen körperlichen und psychischen Beschwerden verbunden und betreffen Menschen aller Altersgruppen. Während gelegentliche Schlafprobleme normal sind, gelten anhaltende Schlafstörungen als ernstes Gesundheitsproblem, das langfristig das Wohlbefinden und die Leistungsfähigkeit beeinflussen kann. In diesem Unterkapitel stellen wir dir die häufigsten Schlafstörungen vor, darunter Insomnie, Schlafapnoe, das Restless-Legs-Syndrom und Parasomnien. So kannst du die Symptome besser verstehen und erkennen, ob du möglicherweise an einer dieser Störungen leidest.

» *Insomnie (Schlaflosigkeit)*

Insomnie ist die häufigste Form der Schlafstörung und umfasst Schwierigkeiten beim Einschlafen, häufiges nächtliches Aufwachen und das Gefühl, am Morgen nicht erholt zu sein. Insomnie kann sowohl kurzzeitig (akut) als auch langfristig (chronisch) auftreten. Bei chronischer Insomnie bestehen die Schlafprobleme mindestens drei Nächte pro Woche über einen Zeitraum von drei Monaten oder länger.

- **Typische Symptome**: Einschlafprobleme, häufiges Aufwachen in der Nacht, Schwierigkeiten, wieder einzuschlafen, und das Gefühl, unausgeschlafen zu sein.
- **Ursachen**: Häufig resultiert Insomnie aus Stress, Angstzuständen oder einem unregelmäßigen Schlaf-Wach-Rhythmus. Sie kann aber auch durch chronische Schmerzen, Medikamente oder hormonelle Veränderungen verursacht werden.

» *Schlafapnoe*

Schlafapnoe ist eine ernsthafte Schlafstörung, bei der es während des Schlafs zu wiederholten Atemaussetzern kommt. Diese Aussetzer, die Sekunden bis Minuten dauern können, unterbrechen den Schlaf und sorgen dafür, dass der Körper nicht genügend Sauerstoff erhält. Schlafapnoe kann in zwei Hauptformen auftreten: obstruktive Schlafapnoe (häufiger) und zentrale Schlafapnoe (seltener).

Typische Symptome: Lautes Schnarchen, unruhiger Schlaf, Atemaussetzer (oft von anderen bemerkt), Tagesmüdigkeit, Kopfschmerzen am Morgen, Konzentrationsprobleme und Stimmungsschwankungen.

Ursachen: Obstruktive Schlafapnoe tritt auf, wenn die Atemwege während des Schlafs blockiert sind, meist durch erschlaffte Halsmuskulatur. Faktoren wie Übergewicht, Alkoholkonsum und genetische Veranlagung erhöhen das Risiko. Zentrale Schlafapnoe wird durch eine fehlerhafte Signalleitung zwischen Gehirn und Atemmuskulatur verursacht.

» *Restless-Legs-Syndrom (RLS)*

Das Restless-Legs-Syndrom ist eine neurologische Störung, die das Einschlafen und Durchschlafen erschwert. Betroffene verspüren oft einen starken Bewegungsdrang in den Beinen, der häufig von unangenehmen Empfindungen begleitet wird. Diese Symptome treten besonders abends oder nachts im Ruhezustand auf und verbessern sich bei Bewegung.

Typische Symptome: Kribbeln, Ziehen oder Schmerzen in den Beinen, Bewegungsdrang und Schlafprobleme aufgrund des ständigen Bewegungsbedarfs.

Ursachen: Die genauen Ursachen von RLS sind noch nicht vollständig geklärt, doch ein niedriger Eisenspiegel und genetische Veranlagung können eine Rolle spielen. Auch bestimmte Medikamente oder Erkrankungen wie Nierenprobleme oder Diabetes können das RLS auslösen oder verstärken.

» *Parasomnien*

Parasomnien umfassen ungewöhnliche Verhaltensweisen und Bewegungen, die im Schlaf oder beim Übergang zwischen Schlaf und Wachzustand auftreten. Zu den häufigsten Formen zählen Schlafwandeln, Schlafreden und nächtliche Angstzustände (Schreckschlaf oder Pavor nocturnus).

Typische Symptome: Schlafwandeln, unbewusste Bewegungen, Schreie oder Panikzustände im Schlaf, die oft zu einer Belastung für die Betroffenen und ihre Partner werden.

Ursachen: Parasomnien können durch Stress, Schlafmangel, genetische Faktoren oder traumatische Erlebnisse ausgelöst werden. Auch Schlafmedikamente und Alkohol können das Risiko erhöhen.

» *Zirkadiane Rhythmusstörungen*

Zirkadiane Rhythmusstörungen sind Störungen des Schlaf-Wach-Rhythmus, die zu unregelmäßigen Schlafzeiten führen. Häufig tritt dieses Problem bei Schichtarbeitern oder Menschen auf, die regelmäßig zwischen verschiedenen Zeitzonen reisen.

Typische Symptome: Schwierigkeiten, zu normalen Zeiten einzuschlafen, Müdigkeit am Tag und Leistungsabfall, besonders am späten Nachmittag.

Ursachen: Diese Störungen entstehen durch eine Diskrepanz zwischen der inneren Uhr und dem äußeren Tag-Nacht-Rhythmus. Faktoren wie Schichtarbeit, unregelmäßige Schlafzeiten und Reisen über Zeitzonen hinweg (Jetlag) tragen dazu bei.

» *Narkolepsie*

Narkolepsie ist eine seltene, aber ernsthafte neurologische Störung, die durch plötzliche und unkontrollierbare Schlafanfälle charakterisiert ist. Betroffene fallen oft unerwartet in einen tiefen Schlaf, was ihre Sicherheit und ihre Alltagsroutine beeinträchtigen kann. Oft treten auch sogenannte Kataplexien auf, bei denen es zu einem plötzlichen Verlust der Muskelspannung kommt.

Typische Symptome: Plötzliche Schlafanfälle, starke Tagesmüdigkeit, Kataplexie (plötzlicher Verlust der Muskelkontrolle), Halluzinationen beim Einschlafen oder Aufwachen und Schlaflähmung.

Ursachen: Die Ursachen von Narkolepsie sind noch nicht vollständig geklärt, doch man vermutet eine Autoimmunreaktion, bei der bestimmte Gehirnzellen, die für die Regulierung des Schlaf-Wach-Rhythmus verantwortlich sind, angegriffen werden.

- *Wann solltest du ärztliche Hilfe in Anspruch nehmen?*

Schlafstörungen sind weit verbreitet und oft vorübergehend, aber wenn du regelmäßig an Schlafproblemen leidest, die deine Lebensqualität beeinträchtigen, ist es ratsam, ärztliche Hilfe in Anspruch zu nehmen. Ein Arzt oder Schlafspezialist kann eine umfassende Untersuchung durchführen, um die genaue Ursache deiner Schlafprobleme zu ermitteln und entsprechende Behandlungsmöglichkeiten vorzuschlagen. Besonders bei Symptomen wie nächtlichem Atemaussetzen, extremen Müdigkeitsanfällen oder einem Bewegungsdrang in den Beinen ist eine professionelle Diagnose wichtig, da diese Symptome auf ernsthafte Gesundheitsprobleme hinweisen können.

» *Fazit*

Schlafstörungen sind vielfältig und können unterschiedliche Ursachen haben. Von Insomnie über Schlafapnoe bis hin zu Parasomnien gibt es zahlreiche Schlafprobleme, die sich auf unterschiedliche Weise äußern. Das Verständnis für die häufigsten Schlafstörungen und ihre Symptome ist der erste Schritt, um die eigene Schlafgesundheit zu verbessern. Indem du die Anzeichen frühzeitig erkennst, kannst du gezielt Maßnahmen ergreifen und bei Bedarf professionelle Hilfe in Anspruch nehmen, um den Schlaf nachhaltig zu verbessern.

7.2 Bewährte Methoden zur Behandlung von Schlafstörungen

Schlafstörungen wie Insomnie, Schlafapnoe und Restless-Legs-Syndrom können zu erheblichen Beeinträchtigungen führen, und oft reichen einfache Tipps oder eine Verbesserung der Schlafhygiene allein nicht aus. Für eine nachhaltige Verbesserung gibt es eine Reihe bewährter Behandlungsmethoden, die sowohl traditionelle als auch alternative Ansätze umfassen. Die kognitive Verhaltenstherapie, achtsame Techniken und neue alternative Ansätze haben sich als vielversprechend erwiesen, um den Schlaf langfristig zu verbessern und die Ursachen von Schlafproblemen gezielt zu behandeln. In diesem Unterkapitel werden die wichtigsten Methoden und neue Ansätze zur Behandlung von Schlafstörungen ausführlich beleuchtet.

- Kognitive Verhaltenstherapie bei Insomnie (CBT-I)

Die kognitive Verhaltenstherapie bei Insomnie (CBT-I) ist eine der wirksamsten, nicht-medikamentösen Behandlungsformen bei Schlaflosigkeit. Sie zielt darauf ab, ungesunde Gedanken- und Verhaltensmuster zu erkennen und zu verändern, die Schlafprobleme verstärken.

» Schlafrestriktion

Schlafrestriktion ist eine Technik innerhalb der CBT-I, bei der die im Bett verbrachte Zeit bewusst reduziert wird. Menschen mit Schlafstörungen neigen oft dazu, zu lange im Bett zu bleiben, was den Schlafdruck senkt und die Schlafqualität weiter verschlechtert. Schlafrestriktion setzt genau hier an, indem die Schlafzeit schrittweise angepasst wird, bis die tatsächliche Schlafdauer und die Zeit im Bett optimal aufeinander abgestimmt sind. Diese Technik führt dazu, dass der Schlafdruck steigt und das Einschlafen erleichtert wird.

» *Reizkontrolle*

Reizkontrolle soll den Zusammenhang zwischen Bett und Schlaf stärken und andere Aktivitäten im Bett, wie Fernsehen oder Arbeiten, unterbinden. Das Bett wird ausschließlich für Schlaf und Intimität genutzt, und bei Wachliegen oder innerer Unruhe empfiehlt es sich, das Schlafzimmer zu verlassen und erst zurückzukehren, wenn man sich wieder schläfrig fühlt. Dies fördert eine klare, positive Verbindung zwischen Bett und Schlaf.

» *Kognitive Umstrukturierung*

Bei der kognitiven Umstrukturierung werden negative Gedanken, die den Schlaf beeinträchtigen, in positive oder neutrale Gedanken umgewandelt. Viele Menschen, die unter Schlafstörungen leiden, entwickeln Sorgen und Ängste rund um den Schlaf („Ich werde nie gut schlafen können“), die den Stresspegel erhöhen. In der kognitiven Umstrukturierung lernen die Betroffenen, diese Gedanken zu hinterfragen und in eine realistische Perspektive zu setzen, was die innere Anspannung reduziert.

» *Entspannungsübungen*

CBT-I umfasst auch Techniken wie progressive Muskelentspannung, Atemübungen und Achtsamkeitstraining. Diese Methoden helfen, das Nervensystem zu beruhigen und den Geist auf den Schlaf vorzubereiten. Atemtechniken, wie die 4-7-8-Methode (4 Sekunden einatmen, 7 Sekunden halten, 8 Sekunden ausatmen), fördern die Entspannung und erleichtern das Einschlafen.

- *Alternative Ansätze zur Schlafverbesserung*

Zusätzlich zur CBT-I gibt es eine Vielzahl alternativer Ansätze, die bei Schlafstörungen unterstützend wirken können. Einige dieser Methoden beruhen auf natürlichen Ansätzen und Techniken, die sich positiv auf den Schlaf auswirken, ohne medikamentöse Unterstützung.

» *Achtsamkeit und Meditation*

Achtsamkeitstechniken und Meditation haben sich als besonders hilfreich bei Schlafstörungen erwiesen, da sie den Geist beruhigen und helfen, negative Gedanken loszulassen. Durch das Praktizieren von Achtsamkeit lernen Betroffene, im Moment zu sein und Grübeleien, die den Schlaf stören könnten, abzubauen. Meditationstechniken wie die „Body-Scan"-Meditation oder Yoga Nidra (eine geführte Entspannungstechnik) helfen, den Körper systematisch zu entspannen und den Geist in einen ruhigen Zustand zu bringen.

» *Akupunktur*

Akupunktur ist eine traditionelle chinesische Heilmethode, bei der bestimmte Energiepunkte im Körper stimuliert werden, um Energieblockaden zu lösen und das Gleichgewicht zu fördern. Studien zeigen, dass Akupunktur bei der Behandlung von Insomnie helfen kann, indem sie das Nervensystem beruhigt und die Freisetzung von Melatonin unterstützt. Besonders Menschen, die an chronischen Schmerzen leiden, die den Schlaf stören, profitieren oft von Akupunktur, da die Methode nicht nur den Schlaf, sondern auch die allgemeine Entspannung fördert.

» *Aromatherapie*

Die Aromatherapie nutzt ätherische Öle, die eine beruhigende Wirkung haben und die Schlafqualität fördern. Lavendel, Kamille und Bergamotte sind besonders beliebt, da sie für ihre entspannenden und schlaffördernden Eigenschaften bekannt sind. Lavendelöl beispielsweise wirkt beruhigend auf das Nervensystem und hilft, Angst und innere Unruhe zu reduzieren. Die Anwendung kann durch einen Diffuser, ein paar Tropfen auf dem Kopfkissen oder eine entspannende Massage mit ätherischen Ölen erfolgen.

» *Lichttherapie*

Lichttherapie wird oft bei Menschen mit zirkadianen Rhythmusstörungen oder saisonaler Depression eingesetzt. Durch gezielte Lichtbestrahlung am Morgen wird das natürliche Schlaf-Wach-Muster stabilisiert, und der Körper erhält das Signal, dass der Tag begonnen hat. Die Lichttherapie kann dazu beitragen, die Produktion von Melatonin zu regulieren und den Körper dabei unterstützen, sich an feste Schlafenszeiten zu gewöhnen. Besonders in den dunkleren Wintermonaten, in denen weniger natürliches Tageslicht vorhanden ist, kann die Lichttherapie eine wertvolle Unterstützung sein.

» Kräuterpräparate und pflanzliche Mittel

Pflanzliche Mittel wie Baldrian, Passionsblume und Melisse sind natürliche Alternativen zur Beruhigung und zur Förderung des Schlafs. Baldrian wird traditionell als schlafförderndes Mittel verwendet und hat eine entspannende Wirkung auf das Nervensystem. Passionsblume wirkt ebenfalls beruhigend und hilft, innere Unruhe abzubauen. Melisse ist besonders effektiv gegen Stress und kann dazu beitragen, die Schlafqualität zu verbessern.

» Biofeedback und Neurofeedback

Biofeedback und Neurofeedback sind moderne Ansätze, bei denen die Körperfunktionen, wie Herzfrequenz und Gehirnströme, überwacht und bewusst kontrolliert werden. Mit Biofeedback-Methoden lernen Betroffene, physiologische Prozesse im Körper gezielt zu beeinflussen, um Anspannung und Stress zu reduzieren. Neurofeedback hingegen hilft, Gehirnwellenmuster zu trainieren, die mit Entspannung und Schlaf verbunden sind. Beide Techniken haben sich in der Praxis als hilfreich bei der Behandlung von Schlafstörungen erwiesen und bieten die Möglichkeit, auf natürliche Weise zur Ruhe zu finden.

- *Bewährte Schlafhygienepraktiken als Unterstützung*

Unabhängig von der spezifischen Behandlungsmethode spielt die Schlafhygiene eine zentrale Rolle im Umgang mit Schlafstörungen. Eine optimale Schlafumgebung und regelmäßige Routinen fördern den Schlaf-Wach-Rhythmus und erleichtern das Einschlafen.

- **Regelmäßige Schlafenszeiten einhalten**: Ein fester Schlaf-Wach-Rhythmus ist entscheidend, um dem Körper zu signalisieren, wann es Zeit ist, zu schlafen. Versuche, jeden Tag zur gleichen Zeit ins Bett zu gehen und aufzuwachen, auch am Wochenende.
- **Bildschirmzeiten reduzieren**: Blaulicht von Bildschirmen hemmt die Melatoninproduktion und sollte daher etwa eine Stunde vor dem Schlafengehen vermieden werden. Ein guter Ersatz für Bildschirmzeiten am Abend sind beruhigende Aktivitäten wie Lesen oder Entspannungsübungen.
- **Entspannungsrituale am Abend**: Eine entspannende Abendroutine mit ruhigen Aktivitäten wie Lesen, einem warmen Bad oder einer Tasse Kräutertee hilft, den Körper auf den Schlaf vorzubereiten und innere Ruhe zu finden.

» *Fazit*

Die Behandlung von Schlafstörungen erfordert oft einen individuellen Ansatz, der auf den persönlichen Bedürfnissen und der Art der Schlafprobleme basiert. Die kognitive Verhaltenstherapie für Insomnie (CBT-I) hat sich als eine der wirksamsten Methoden etabliert und bietet mit Schlafrestriktion, Reizkontrolle und Entspannungstechniken viele Ansätze zur Verbesserung des Schlafs. Ergänzende alternative Methoden wie Achtsamkeit, Aromatherapie, Akupunktur und Lichttherapie bieten zusätzliche Unterstützung, indem sie die natürlichen Schlafprozesse fördern und den Geist beruhigen. In Kombination mit einer konsequenten Schlafhygiene und einem bewussten Umgang mit Licht, Routinen und Gedanken bietet dieser ganzheitliche Ansatz die Möglichkeit, Schlafstörungen nachhaltig zu lindern und die Lebensqualität zu verbessern. Im nächsten Unterkapitel beschäftigen wir uns ausführlich mit Akupressur und Reflexzonenmassage als natürliche Methoden zur Schlafverbesserung.

7.3 Akupressur und Reflexzonenmassage: Natürliche Methoden zur Schlafverbesserung

Akupressur und Reflexzonenmassage gehören zu den sanften und natürlichen Ansätzen, die Schlafprobleme gezielt lindern können. Beide Methoden basieren auf der Idee, dass bestimmte Punkte und Zonen des Körpers in direkter Verbindung mit unserem Nervensystem und unseren Organen stehen und durch Druck stimuliert werden können, um Entspannung und Schlafbereitschaft zu fördern. Während die Akupressur auf die Prinzipien der Traditionellen Chinesischen Medizin (TCM) zurückgeht und bestimmte Energiepunkte aktiviert, wirkt die Reflexzonenmassage über Druckpunkte an Füßen, Händen und Ohren, die eine reflektorische Wirkung auf den gesamten Körper haben. In diesem Unterkapitel erfährst du, wie du Akupressur und Reflexzonenmassage zur Schlafverbesserung einsetzen kannst und welche Techniken sich besonders bewährt haben.

- Die Grundlagen der Akupressur bei Schlafproblemen

Akupressur verwendet gezielten Druck auf spezifische Punkte des Körpers, um die Energieflüsse zu harmonisieren und Entspannung zu fördern. Im Gegensatz zur Akupunktur werden keine Nadeln verwendet; stattdessen wird sanfter, aber fester Druck ausgeübt, was die Methode angenehm und einfach in der Anwendung macht.

Wichtige Akupressurpunkte für besseren Schlaf:

» *Yin Tang (Drittes Auge)*

Der Punkt zwischen den Augenbrauen, auch als „Drittes Auge" bezeichnet, wird seit langem in der TCM genutzt, um den Geist zu beruhigen. Durch sanften Druck oder eine kreisende Massage an diesem Punkt kannst du innere Unruhe reduzieren und die Schlafbereitschaft fördern.

» *An Mian (Friedlicher Schlaf)*

Dieser Punkt liegt hinter dem Ohrläppchen und wird bei Schlaflosigkeit häufig verwendet. Eine sanfte Massage dieses Punktes hilft, den Körper in einen entspannten Zustand zu bringen und das Einschlafen zu erleichtern.

» *Shen Men (Tor des Geistes)*

Dieser Punkt befindet sich am Handgelenk, etwas unterhalb des kleinen Fingers auf der Innenseite. Shen Men wirkt beruhigend auf das Nervensystem und hilft dabei, Stress und innere Unruhe abzubauen, was für einen erholsamen Schlaf wichtig ist.

» *Tai Chong (Großes Rushing)*

Dieser Punkt liegt auf dem Fuß, zwischen dem großen und dem zweiten Zeh, und wird für die Entspannung des Nervensystems und die Linderung von Stress verwendet. Eine abendliche Massage dieses Punktes kann helfen, dich auf die Nachtruhe vorzubereiten.

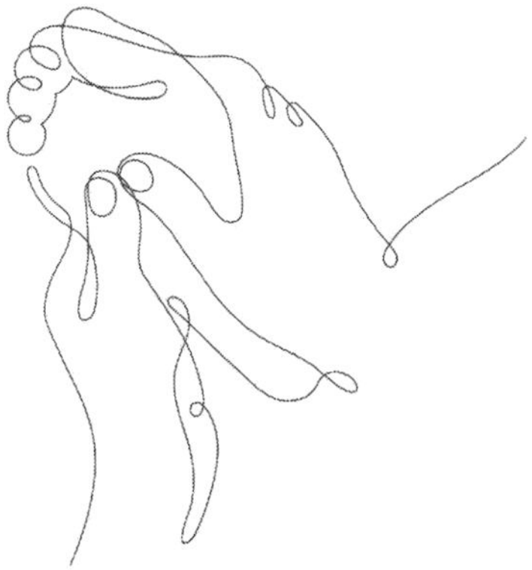

» *Anwendung*

Drücke für 1-2 Minuten sanft aber fest auf die jeweiligen Punkte, während du ruhig und gleichmäßig atmest. Du kannst die Punkte kurz vor dem Schlafengehen stimulieren, um den Körper auf die Nachtruhe vorzubereiten.

- Reflexzonenmassage zur Entspannung und Schlafverbesserung

Die Reflexzonenmassage basiert auf der Theorie, dass bestimmte Bereiche an den Füßen, Händen und Ohren mit den inneren Organen und Systemen des Körpers verbunden sind. Die Stimulation dieser Zonen kann die Energieflüsse beeinflussen und fördert das Gleichgewicht und die Entspannung im gesamten Körper.

Wichtige Reflexzonen zur Förderung des Schlafs:

» *Solarplexus-Zone*

Die Solarplexus-Zone befindet sich in der Mitte des Fußballens und ist für ihre beruhigende Wirkung bekannt. Eine Massage dieses Bereichs am Abend hilft, das Nervensystem zu beruhigen und Spannungen abzubauen.

» *Hypothalamus-Zone*

Diese Zone liegt ebenfalls auf dem Fuß und steht mit der Regulierung der hormonellen Balance in Verbindung. Die Hypothalamus-Zone fördert die Produktion von Melatonin, dem Hormon, das für den Schlaf-Wach-Rhythmus verantwortlich ist.

» *Reflexzonen der Ohren*

Die Ohren haben zahlreiche Reflexpunkte, die eine beruhigende Wirkung haben und gegen Angst und Stress wirken. Insbesondere die Punkte im oberen Bereich der Ohrmuschel sind für ihre entspannende Wirkung bekannt und können bei Einschlafproblemen nützlich sein.

» *Anwendung*

Verwende sanften Druck oder kreisende Bewegungen und massiere die Reflexzonen für jeweils 2–3 Minuten pro Bereich. Die Anwendung kann vor dem Schlafengehen oder bei Bedarf tagsüber erfolgen, um Ruhe und Gelassenheit zu fördern.

- Studien und wissenschaftliche Erkenntnisse zur Wirksamkeit

Erste Studien und Erfahrungsberichte zeigen, dass Akupressur und Reflexzonenmassage tatsächlich eine beruhigende Wirkung haben und die Schlafqualität verbessern können. Insbesondere bei stressbedingten Schlafstörungen und leichter Insomnie haben sich diese Methoden als hilfreich erwiesen. Einige Studien zeigen, dass die Anwendung von Akupressur über mehrere Wochen hinweg die Schlafqualität signifikant verbessern kann, indem sie Stress abbaut und den Blutdruck senkt, was den Körper insgesamt entspannter und schlaffähiger macht.

- Vorteile der Akupressur und Reflexzonenmassage für den Schlaf

- **Natürliche und sanfte Methode**n: Beide Techniken kommen ohne Medikamente aus und sind daher für Menschen geeignet, die nach einer natürlichen Lösung suchen.

- **Einfache Anwendung**: Akupressur und Reflexzonenmassage können jederzeit und ohne spezielle Ausrüstung angewendet werden. Sie sind leicht zu erlernen und einfach in den Alltag zu integrieren.
- **Beruhigende Wirkung auf das Nervensystem**: Durch die gezielte Stimulation von Punkten und Zonen werden das Nervensystem und die hormonelle Balance beeinflusst, was die natürliche Entspannung fördert.
- **Stressabbau und innere Balance**: Diese Techniken helfen, Stress und Anspannung loszulassen, was die Voraussetzung für einen guten Schlaf ist.

- Tipps für eine erfolgreiche Anwendung

- **Regelmäßigkeit**: Die besten Ergebnisse erzielt man durch regelmäßige Anwendung, idealerweise täglich oder mehrmals pro Woche.
- **Verknüpfen mit der Abendroutine**: Integriere die Akupressur oder Reflexzonenmassage in deine Abendroutine, um den Körper auf den Schlaf vorzubereiten.
- **Kombination mit Entspannungsübungen**: Atemtechniken, Meditation oder eine warme Dusche vor der Anwendung können die Wirkung der Akupressur und Reflexzonenmassage noch verstärken.

» Fazit

Akupressur und Reflexzonenmassage bieten sanfte, natürliche Methoden, um Schlafstörungen zu begegnen und die Schlafqualität zu verbessern. Durch die gezielte Stimulation von Akupressurpunkten und Reflexzonen helfen diese Techniken, den Körper zu entspannen, Stress abzubauen und das Nervensystem zu beruhigen. Besonders für Menschen, die unter stressbedingten Schlafproblemen leiden, bieten Akupressur und Reflexzonenmassage eine wohltuende und einfache Alternative zu herkömmlichen Schlafmitteln und ergänzen die Behandlung von Schlafstörungen auf natürliche Weise.

7.4 Die Rolle von Schlaf-Apps und Tracking

Schlaf-Apps und Schlaftracker sind in den letzten Jahren immer beliebter geworden, da sie uns helfen, die Schlafqualität und das Schlafverhalten besser zu verstehen. Viele Menschen nutzen Apps, Smartwatches oder andere Wearables, die den Schlaf überwachen und detaillierte Informationen zu Schlafdauer, Schlafphasen und -unterbrechungen liefern. Diese Technologien bieten interessante Einblicke und können dabei helfen, Gewohnheiten zu erkennen, die den Schlaf fördern oder beeinträchtigen. Doch wie verlässlich sind Schlaf-Apps wirklich? In diesem Unterkapitel werfen wir einen genauen Blick auf die Möglichkeiten und Grenzen der Schlafüberwachung und beleuchten, wann diese Technologien hilfreich sein können und wo ihre Anwendung an Grenzen stößt.

- Möglichkeiten und Nutzen von Schlaf-Apps und Tracking

Schlaf-Apps und Tracker bieten eine Reihe von Funktionen, die helfen, das Schlafverhalten besser zu verstehen. Durch die regelmäßige Nutzung kann ein umfassendes Schlafprofil erstellt werden, das wertvolle Hinweise auf Schlafgewohnheiten und deren Qualität gibt.

» *Aufzeichnung der Schlafdauer und Schlafzyklen*

Die meisten Schlaf-Apps und Tracker erfassen, wie lange du schläfst und wie viel Zeit du in verschiedenen Schlafphasen verbringst (Leichtschlaf, Tiefschlaf und REM-Phasen). Diese Informationen können nützlich sein, um die Qualität und Kontinuität deines Schlafs zu bewerten.

» *Erkennung von Schlafunterbrechungen*

Schlafunterbrechungen wie nächtliches Aufwachen oder unruhiges Schlafverhalten können durch Bewegungssensoren oder Herzfrequenzmessungen erkannt werden. Für Menschen, die häufig unruhig schlafen oder häufig aufwachen, können diese Daten Hinweise auf mögliche Störfaktoren geben.

» *Identifizierung von Schlafmustern*

Durch das tägliche Tracking lassen sich Muster erkennen, wie z.B. die Auswirkungen von Stress, Ernährung oder körperlicher Aktivität auf die Schlafqualität. Die Beobachtung dieser Zusammenhänge hilft dabei, Gewohnheiten zu entwickeln, die den Schlaf fördern.

» *Personalisierte Empfehlungen*

Einige Apps bieten personalisierte Empfehlungen basierend auf den Schlafdaten. Beispielsweise können sie Vorschläge zur optimalen Schlafenszeit, Entspannungsübungen vor dem Schlafengehen oder Hinweise zur Schlafhygiene geben, um die Schlafqualität zu verbessern.

» *Motivation zur Schlafoptimierung*

Der regelmäßige Blick auf Schlafdaten kann dazu motivieren, die Schlafgewohnheiten zu verbessern. Durch das tägliche Monitoring fällt es leichter, neue Schlafroutinen umzusetzen und Fortschritte zu verfolgen.

- *Grenzen und Herausforderungen der Schlafüberwachung*

Obwohl Schlaf-Apps und Tracker interessante Daten liefern, gibt es auch Einschränkungen und Herausforderungen, die man im Hinterkopf behalten sollte.

» *Genauigkeit und Verlässlichkeit der Daten*

Schlaf-Apps und Tracker messen oft nur indirekt, ob du schläfst oder wach bist, indem sie Bewegungen, Herzfrequenz und Atemmuster aufzeichnen. Diese Messmethoden können jedoch ungenau sein und werden häufig von äußeren Faktoren beeinflusst. So kann es vorkommen, dass ein Tracker Wachphasen als Schlafphasen interpretiert oder Tiefschlaf nicht korrekt erkennt.

» *Begrenzte Aussagekraft der Schlafphasen*

Die Aufteilung in Schlafphasen (Leichtschlaf, Tiefschlaf, REM-Schlaf) ist eine komplexe Wissenschaft, die oft präzise medizinische Geräte und eine detaillierte EEG-Überwachung (Messung der Gehirnströme) erfordert. Die meisten Schlaf-Apps können diese Informationen nur schätzen, was bedeutet, dass die angezeigten Schlafphasen unter Umständen nicht genau deinem tatsächlichen Schlaf entsprechen.

» *„Orthosomnia" – die Fixierung auf perfekten Schlaf*

Für manche Menschen führt das Tracking zu einer Art Leistungsdruck, jede Nacht die „perfekte" Schlafdauer und -qualität zu erreichen. Dieser Perfektionismus beim Schlafen wird als „Orthosomnia" bezeichnet und kann paradoxerweise zu mehr Stress und schlechterem Schlaf führen. Eine zu starke Fokussierung auf die Schlafdaten kann den natürlichen Schlafrhythmus beeinträchtigen und dazu führen, dass man sich ständig Sorgen um die Schlafqualität macht.

» *Datenschutz und Sicherheit*

Viele Schlaf-Apps sammeln eine Vielzahl persönlicher Daten. Es ist wichtig, auf die Datenschutzrichtlinien zu achten und sicherzustellen, dass die Daten vertraulich behandelt werden. Einige Apps können deine Schlafdaten anonymisiert an Dritte weitergeben, daher ist ein bewusster Umgang mit der App-Wahl ratsam.

» Abhängigkeit von Technologien

Schlafüberwachung kann nützlich sein, sollte jedoch kein Ersatz für das eigene Körpergefühl sein. Zu viel Abhängigkeit von Apps und Trackern kann dazu führen, dass man verlernt, auf den eigenen Körper zu hören und natürliche Signale wie Müdigkeit oder Wachheit zu ignorieren.

- Tipps für den sinnvollen Einsatz von Schlaf-Apps und Trackern

Nutzung zur Erkennung von Mustern, nicht zur Kontrolle

Verwende Schlaf-Apps, um Muster in deinem Schlafverhalten zu erkennen, aber vermeide eine Überinterpretation einzelner Nächte. Sie sind am hilfreichsten, wenn du sie zur langfristigen Beobachtung deiner Schlafgewohnheiten nutzt, um grobe Tendenzen zu erkennen.

» Den Schlafwerten nicht blind vertrauen

Sieh die Daten als Orientierungshilfe und nicht als endgültige Wahrheit. Verlasse dich auch auf dein subjektives Gefühl und frage dich, wie erholt du dich morgens fühlst. Die Daten sind nur ein Teil des Gesamtbildes.

» Schlafdaten mit professioneller Hilfe interpretieren

Wenn du länger anhaltende Schlafprobleme hast, ist es sinnvoll, die Ergebnisse einer Schlaf-Apps mit einem Arzt oder Schlafspezialisten zu besprechen. Diese Experten können dir helfen, die Daten zu interpretieren und entsprechende Maßnahmen vorzuschlagen.

» *Eine entspannte Haltung bewahren*

Vermeide es, dich zu stark auf die Daten zu fixieren. Der Zweck von Schlaf-Tracking sollte darin liegen, hilfreiche Einsichten zu gewinnen und den Schlaf zu verbessern – ohne sich davon unter Druck setzen zu lassen.

» *Achtsamkeit als Ergänzung*

Nutze Schlaf-Tracking in Kombination mit anderen Methoden zur Verbesserung deines Schlafs, wie Achtsamkeitstechniken, Entspannungsübungen und einer verbesserten Schlafhygiene. Apps bieten oft Übungen zur Stressbewältigung und Schlafhygiene an, die den Schlaf positiv unterstützen können.

» *Fazit*

Schlaf-Apps und Tracker bieten wertvolle Einblicke in die Schlafgewohnheiten und können dazu beitragen, Schlafmuster zu verstehen und gesunde Gewohnheiten zu fördern. Sie eignen sich besonders gut zur langfristigen Überwachung und helfen dir dabei, Faktoren zu identifizieren, die deinen Schlaf beeinflussen. Es ist jedoch wichtig, die Grenzen der Technologie zu kennen und sich nicht zu sehr auf die Daten zu fixieren. Die Schlafüberwachung sollte immer als Ergänzung zur eigenen Wahrnehmung gesehen werden. Bei ernsthaften Schlafproblemen ist es ratsam, professionelle Unterstützung in Anspruch zu nehmen, anstatt sich ausschließlich auf Apps und Tracker zu verlassen.

7.5 Wann ist eine Schlafklinik sinnvoll?

Eine Schlafklinik bietet spezialisierte Diagnostik und Behandlung für Menschen, die unter chronischen oder schwerwiegenden Schlafstörungen leiden. Während viele Schlafprobleme mit einfachen Änderungen in der Schlafhygiene oder unterstützenden Methoden wie Verhaltenstherapie und Schlaftracking gelindert werden können, gibt es Fälle, in denen professionelle Hilfe notwendig ist. Schlafkliniken und Schlaflabore sind darauf spezialisiert, komplexe Schlafstörungen zu diagnostizieren und gezielte Behandlungspläne zu entwickeln. Dieses Unterkapitel zeigt dir, wann der Besuch einer Schlafklinik sinnvoll ist und was dich dort erwartet.

- Wann solltest du eine Schlafklinik in Betracht ziehen?

Eine Schlafklinik ist eine empfehlenswerte Anlaufstelle, wenn du unter Schlafproblemen leidest, die deine Lebensqualität stark beeinträchtigen und mit herkömmlichen Methoden nicht in den Griff zu bekommen sind. Hier sind einige spezifische Situationen, in denen ein Schlafklinik-Besuch sinnvoll sein kann:

» Anhaltende Schlaflosigkeit (chronische Insomnie)

Wenn du über mehrere Monate hinweg regelmäßig Probleme beim Einschlafen, Durchschlafen oder ein frühes Erwachen hast und dadurch deine Leistungsfähigkeit und Lebensqualität eingeschränkt sind, kann eine Schlafklinik helfen. In vielen Fällen wird eine chronische Insomnie durch tiefergehende Ursachen wie psychischen Stress, hormonelle Ungleichgewichte oder neurologische Probleme ausgelöst, die gezielte Diagnostik und Behandlung erfordern.

» *Vermutung auf Schlafapnoe*

Schlafapnoe ist eine ernsthafte Erkrankung, bei der es während des Schlafs zu Atemaussetzern kommt. Symptome wie lautes Schnarchen, plötzliche Atemaussetzer (oft von anderen bemerkt), Tagesmüdigkeit, Kopfschmerzen am Morgen oder Konzentrationsprobleme können auf eine Schlafapnoe hinweisen. In einer Schlafklinik kann eine umfassende Polysomnografie (Schlafaufzeichnung) durchgeführt werden, die die Atemmuster, Sauerstoffsättigung, Herzfrequenz und Gehirnaktivität während des Schlafs analysiert.

» *Schwere Tagesmüdigkeit trotz ausreichender Schlafzeit*

Wenn du dich tagsüber ständig müde fühlst, selbst wenn du genug schläfst, kann eine Untersuchung im Schlaflabor hilfreich sein. Schwere Tagesmüdigkeit kann auf verschiedene Schlafstörungen hinweisen, darunter Narkolepsie oder Periodische Beinbewegungsstörungen. Die genaue Ursache lässt sich oft nur in einem professionellen Umfeld identifizieren.

» Parasomnien und ungewöhnliches Verhalten im Schlaf

Menschen, die im Schlaf ungewöhnliches Verhalten zeigen – wie Schlafwandeln, Sprechen, Zähneknirschen oder nächtliche Angstzustände (Pavor nocturnus) –, können ebenfalls von einer Untersuchung in der Schlafklinik profitieren. Schlafkliniken sind in der Lage, solche Verhaltensweisen aufzuzeichnen und zu analysieren, um mögliche Ursachen zu finden und geeignete Therapien vorzuschlagen.

» Probleme mit dem Schlaf-Wach-Rhythmus (zirkadiane Rhythmusstörungen)

Wenn du Schwierigkeiten hast, in einen stabilen Schlaf-Wach-Rhythmus zu finden, beispielsweise aufgrund von Schichtarbeit, Jetlag oder einer genetisch bedingten „inneren Uhr", kann eine Schlafklinik unterstützende Maßnahmen anbieten. Schlafmediziner können hier helfen, den zirkadianen Rhythmus zu stabilisieren und den Schlaf in Einklang mit den natürlichen Bedürfnissen zu bringen.

- Was erwartet dich in einer Schlafklinik?

Schlafkliniken und -labore bieten umfassende Untersuchungen, die es ermöglichen, selbst komplexe Schlafstörungen präzise zu diagnostizieren. Der Besuch in einer Schlafklinik umfasst in der Regel folgende Schritte:

» *Erstgespräch und Anamnese*

Zu Beginn erfolgt ein ausführliches Gespräch mit einem Schlafmediziner. Hier werden deine Schlafgewohnheiten, Symptome und eventuelle Vorerkrankungen erfasst. Du wirst Fragen zu deiner Schlafhistorie, Lebensgewohnheiten und möglichen Symptomen wie Müdigkeit, Atemaussetzern oder unruhigen Beinen beantworten.

» *Schlafaufzeichnung (Polysomnografie)*

Die Polysomnografie ist das zentrale Diagnoseverfahren in einer Schlafklinik. Diese Untersuchung erfolgt über Nacht, während du in einem speziell eingerichteten Schlaflabor schläfst. Dabei werden zahlreiche Körperfunktionen überwacht, darunter:

- **Gehirnaktivität** (durch EEG) zur Analyse der Schlafphasen und der Schlafqualität,
- **Atmung** und Sauerstoffsättigung zur Erkennung von Atemaussetzern,
- **Herzfrequenz** und **Blutdruck**,
- **Muskelbewegungen**, um nächtliche Bewegungsstörungen zu identifizieren,
- **Augenbewegungen** (für die REM-Phase).

Die Polysomnografie liefert umfassende Daten, die Aufschluss über das Schlafverhalten und die zugrunde liegende Problematik geben.

» Spezifische Untersuchungen für Atemstörungen (Schlafapnoe)

Wenn Schlafapnoe vermutet wird, kommt oft zusätzlich die sogenannte kardiorespiratorische Polygraphie zum Einsatz. Sie analysiert speziell die Atembewegungen und -aussetzer während des Schlafs und ermittelt, ob und wie stark die Sauerstoffsättigung im Blut sinkt. Dies ist besonders bei schwerwiegenden Formen von Schlafapnoe wichtig.

» Multiple Schlaflatenztests (bei Tagesmüdigkeit)

Wenn Tagesmüdigkeit oder Narkolepsie vermutet wird, führt die Schlafklinik tagsüber Multiple Schlaflatenztests durch. Dabei werden kurze Nickerchen in regelmäßigen Abständen durchgeführt, während die Reaktionszeit des Körpers auf Schlaf gemessen wird. Diese Tests helfen, übermäßige Tagesschläfrigkeit und Störungen wie Narkolepsie zu erkennen.

» Erstellung eines Behandlungsplans

Nach der Diagnose bespricht der Schlafmediziner mit dir die Ergebnisse und erstellt einen individuellen Behandlungsplan. Dieser kann Verhaltenstherapie, Atemtherapie (z.B. durch ein CPAP-Gerät bei Schlafapnoe), Medikamente, Schlafhygiene-Maßnahmen oder in bestimmten Fällen eine Lichttherapie umfassen. Bei schweren Fällen oder komplexen Diagnosen erfolgt eine fortlaufende Betreuung durch das Team der Schlafklinik.

- *Wann ist ein Schlafklinik-Besuch dringend notwendig?*

Ein Besuch in der Schlafklinik ist besonders dringend, wenn du schwerwiegende Symptome erlebst, die auf eine ernsthafte Schlafstörung hindeuten:

- **Lautes, regelmäßiges Schnarchen mit Atemaussetzern**: Dies kann ein Anzeichen für Schlafapnoe sein, eine Störung, die mit einem erhöhten Risiko für Herz-Kreislauf-Erkrankungen verbunden ist.
- **Plötzliche Tagesschlafanfälle**: Bei Symptomen wie plötzlichem, unkontrollierbarem Einschlafen oder einem plötzlichen Verlust der Muskelkontrolle ist Narkolepsie eine mögliche Ursache, die sofort untersucht werden sollte.
- **Chronische Schlaflosigkeit mit starker Beeinträchtigung der Lebensqualität**: Wenn du dich durch Schlaflosigkeit dauerhaft belastet fühlst, sind umfassende Diagnostik und individuelle Therapie notwendig, um das Risiko von Folgeerkrankungen zu minimieren.

» *Fazit*

Eine Schlafklinik ist eine wertvolle Option, wenn Schlafstörungen die Lebensqualität erheblich beeinträchtigen und durch allgemeine Maßnahmen nicht gelindert werden können. Mit spezialisierter Diagnostik wie der Polysomnografie stellen Schlafmediziner eine präzise Diagnose und entwickeln gezielte Behandlungspläne, abgestimmt auf individuelle Bedürfnisse.

Kapitel 8: Schlaf und die psychische Gesundheit

Schlaf und psychische Gesundheit stehen in einem engen, wechselseitigen Verhältnis. Guter Schlaf ist nicht nur essenziell für die körperliche Erholung, sondern auch für die mentale Balance und das emotionale Wohlbefinden. Schlafmangel und Schlafstörungen können zu einem erhöhten Risiko für psychische Belastungen führen und bestehende Probleme wie Stress, Ängste und depressive Verstimmungen verstärken. Umgekehrt kann eine stabile psychische Gesundheit den Schlaf fördern und dazu beitragen, dass wir Herausforderungen des Alltags besser bewältigen. Dieses Kapitel widmet sich der bedeutenden Rolle des Schlafs für die psychische Gesundheit und zeigt auf, wie Schlafstörungen und mentale Belastungen einander beeinflussen.

Ein gesunder Schlaf wirkt wie eine natürliche Therapie für die Psyche. Während der Nacht verarbeitet das Gehirn emotionale Erlebnisse und stärkt die emotionale Resilienz. Besonders in den REM-Phasen, den Traumphasen des Schlafs, wird eine Vielzahl von Informationen und Emotionen verarbeitet und abgespeichert. Diese „nächtliche Therapie" hilft dabei, negative Erlebnisse zu bewältigen und das emotionale Gleichgewicht wiederherzustellen. Schlafstörungen oder chronischer Schlafmangel können jedoch diesen Prozess beeinträchtigen und das Risiko für psychische

Probleme erhöhen. Studien zeigen, dass Menschen, die unter Schlafmangel leiden, anfälliger für Stress, Depressionen und Angststörungen sind und dass die Regenerationsfähigkeit des Gehirns stark eingeschränkt wird.

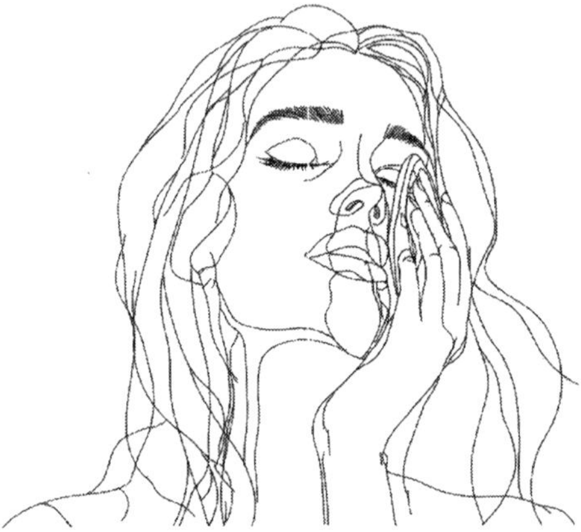

Stress ist einer der häufigsten Faktoren, die den Schlaf negativ beeinflussen. Wenn wir uns gestresst fühlen, erhöht sich die Konzentration von Stresshormonen wie Cortisol im Körper, was das Nervensystem in einen Zustand der Wachsamkeit versetzt. Dieser Zustand hindert uns daran, abends zur Ruhe zu kommen und die nötige Entspannung für erholsamen Schlaf zu finden. Schlafmangel verstärkt wiederum das Stressempfinden, da das Gehirn nach einer unzureichenden Nacht weniger leistungsfähig ist und die Fähigkeit zur Stressbewältigung eingeschränkt ist. So entsteht ein Teufelskreis: Schlafmangel führt zu erhöhter Stressanfälligkeit, und erhöhter Stress führt zu weiteren Schlafproblemen.

Neben Stress können auch Ängste und Sorgen zu Schlafstörungen führen. Grübeleien und innere Unruhe hindern uns oft daran, abends loszulassen und zur Ruhe zu kommen. In den nächtlichen Stunden neigen viele dazu, ihre Gedanken zu intensivieren, was das Einschlafen erschwert und den Schlaf unruhig und fragmentiert macht. Hier ist es wichtig, Techniken zu entwickeln, die dabei helfen, Gedanken loszulassen und den Geist zu beruhigen. Verschiedene Ansätze wie das Führen eines Sorgenjournals, Achtsamkeitstechniken und kognitive Umstrukturierung können helfen, den mentalen Druck vor dem Schlafengehen abzubauen und ein Gefühl der inneren Ruhe zu finden.

Schlaf fördert jedoch nicht nur das emotionale Wohlbefinden, sondern unterstützt auch die Entwicklung emotionaler Resilienz – die Fähigkeit, in schwierigen Situationen standhaft und flexibel zu bleiben. Menschen, die regelmäßig gut schlafen, verfügen häufig über eine stärkere Resilienz und können Herausforderungen gelassener begegnen. Die Erholung, die der Körper und Geist in der Nacht finden, trägt dazu bei, dass wir emotionale Stabilität bewahren und negative Ereignisse besser verarbeiten können.

In diesem Kapitel wirst du erfahren, wie Schlafmangel und psychische Belastungen sich gegenseitig beeinflussen und welche Techniken dir helfen können, einen positiven Schlaf-Wach-Rhythmus zu entwickeln, um so deine mentale Stärke zu fördern. Die folgenden Unterkapitel bieten Einblicke in die enge Verbindung zwischen Schlaf und Stress, praktische Techniken zum Loslassen von Sorgen und die Rolle des Schlafs für die emotionale Resilienz.

So kannst du nicht nur deinen Schlaf, sondern auch deine psychische Gesundheit verbessern und langfristig ein Gefühl innerer Balance und Ruhe finden.

8.1 Die Verbindung zwischen Schlaf und Stress

Schlaf und Stress stehen in einem engen Wechselverhältnis und beeinflussen sich gegenseitig auf vielfältige Weise. Schlafmangel kann das Stressempfinden verstärken, während erhöhter Stress oft zu Schlafproblemen führt. Dieser Teufelskreis aus Schlafmangel und Stress stellt für viele Menschen eine ernsthafte Belastung dar und kann langfristig die körperliche und psychische Gesundheit beeinträchtigen. In diesem Unterkapitel erfährst du, wie Schlaf und Stress ineinandergreifen, warum ausreichender Schlaf so wichtig für die Stressbewältigung ist und wie du diesen Teufelskreis durchbrechen kannst.

- *Wie Schlafmangel Stress verstärkt*

Schlafmangel hat tiefgreifende Auswirkungen auf das Gehirn und das Nervensystem. Wenn wir nicht ausreichend schlafen, erholt sich das Gehirn nicht vollständig und ist am nächsten Tag weniger leistungsfähig. Insbesondere der präfrontale Kortex, der für die Emotionsregulation und die Steuerung von Impulsen verantwortlich ist, wird durch Schlafmangel beeinträchtigt. Die Folge: Wir reagieren gereizter, sind emotional weniger belastbar und erleben selbst kleine Stresssituationen als überwältigend.

Ein Mangel an Schlaf führt zudem zu einer Erhöhung des Stresshormons Cortisol. Normalerweise sinkt der Cortisolspiegel in den Abendstunden ab und ermöglicht es dem Körper, sich auf den Schlaf vorzubereiten. Schlafmangel bewirkt jedoch, dass der Cortisolspiegel erhöht bleibt, was den Körper in einen Zustand ständiger Wachsamkeit versetzt. Dadurch fällt es schwer, zur Ruhe zu kommen und die nötige Entspannung für einen erholsamen Schlaf zu finden. Menschen, die über längere Zeit nicht ausreichend schlafen, leiden häufig unter chronisch erhöhtem Cortisol, was das Stressempfinden weiter verstärkt und die psychische Belastbarkeit reduziert.

Schlafmangel beeinträchtigt darüber hinaus die Regeneration des Nervensystems. In den Tiefschlafphasen, die vor allem in der ersten Nachthälfte auftreten, findet eine intensive Erholung der Zellen statt, und das Gehirn verarbeitet die Eindrücke und Erlebnisse des Tages. Wenn diese Regeneration durch zu wenig oder schlechten Schlaf gestört wird, erhöht sich die Anfälligkeit für Stress und das Risiko für psychische Probleme.

- Wie Stress den Schlaf beeinträchtigt

Genau wie Schlafmangel das Stressempfinden verstärkt, wirkt sich auch chronischer Stress negativ auf die Schlafqualität aus. Stress versetzt das Nervensystem in einen Zustand der Alarmbereitschaft, was bedeutet, dass das Gehirn ständig aktiv ist und es schwerfällt, abzuschalten. Vor allem das „Grübeln“ vor dem Schlafengehen – das Wiederholen von Gedanken und Sorgen – hält das

Gehirn in einem aktiven Zustand und macht es schwer, in die Ruhephasen überzugehen, die für einen erholsamen Schlaf notwendig sind.

Stressbedingte Schlafprobleme äußern sich oft in Einschlafproblemen, nächtlichem Aufwachen und einem Gefühl der Unruhe, das den Schlaf fragmentiert und unruhig macht. Selbst wenn die Gesamtschlafdauer nicht beeinträchtigt ist, kann die Qualität des Schlafs deutlich leiden, wenn der Körper im Schlaf keinen vollständigen Erholungszustand erreicht. Die sogenannten REM-Phasen, in denen das Gehirn emotionale Erlebnisse verarbeitet, werden durch hohen Stress oft gestört. Dies führt dazu, dass wir wichtige Verarbeitungsschritte nicht durchlaufen und uns am nächsten Tag emotional weniger stabil fühlen.

- Der Teufelskreis: Schlafmangel und Stress

Durch die gegenseitige Verstärkung von Schlafmangel und Stress entsteht ein Teufelskreis, der sich nur schwer durchbrechen lässt. Schlafmangel führt zu einem höheren Cortisolspiegel und einer reduzierten Belastbarkeit, was die Stressanfälligkeit erhöht. Der erhöhte Stress wiederum beeinträchtigt die Schlafqualität, wodurch der Schlafmangel bestehen bleibt und sich die psychische Belastung weiter verstärkt. Langfristig kann dieser Teufelskreis zu körperlichen und psychischen Problemen führen, darunter chronische Müdigkeit, Depressionen, Angstzustände und ein erhöhtes Risiko für Herz-Kreislauf-Erkrankungen.

- *Strategien zur Verbesserung von Schlaf und Stressbewältigung*

Um diesen Teufelskreis zu durchbrechen, ist es wichtig, sowohl die Schlafqualität zu verbessern als auch Techniken zur Stressbewältigung zu entwickeln. Hier sind einige Ansätze, die dabei helfen können:

» *Schlafhygiene verbessern*

Eine gute Schlafhygiene ist die Grundlage für erholsamen Schlaf. Dazu gehört ein regelmäßiger Schlaf-Wach-Rhythmus, eine entspannende Abendroutine und die Vermeidung von Stimulanzien wie Koffein und Alkohol vor dem Schlafengehen. Ein ruhiger, dunkler Schlafraum und eine angenehme Schlafumgebung fördern ebenfalls die Schlafqualität.

» *Entspannungstechniken anwenden*

Entspannungstechniken wie Atemübungen, progressive Muskelentspannung oder Achtsamkeitsmeditation helfen, den Geist zur Ruhe zu bringen und die Stresshormone zu reduzieren. Techniken wie die 4-7-8-Atemübung (4 Sekunden einatmen, 7 Sekunden anhalten, 8 Sekunden ausatmen) können vor dem Schlafengehen angewendet werden, um den Körper in einen entspannten Zustand zu versetzen.

» Kognitive Umstrukturierung

Die kognitive Umstrukturierung hilft dabei, negative Denkmuster zu identifizieren und durch positive oder realistische Gedanken zu ersetzen. Viele Menschen, die unter Stress leiden, neigen dazu, sich Sorgen und Ängste im Bett zu machen, die das Einschlafen erschweren. Durch die kognitive Umstrukturierung kannst du lernen, diese Gedanken zu hinterfragen und eine entspanntere Einstellung zum Schlafen zu entwickeln.

» Tägliche Bewegung

Regelmäßige körperliche Bewegung reduziert den Cortisolspiegel und hilft, die innere Balance wiederherzustellen. Sportarten wie Joggen, Radfahren oder Yoga sind besonders hilfreich, da sie den Körper auslasten und die Fähigkeit fördern, abends zur Ruhe zu kommen. Achte jedoch darauf, intensive Bewegungseinheiten nicht zu spät am Abend durchzuführen, da dies das Einschlafen erschweren kann.

» Mindestens eine Technik zur Stressbewältigung in die Tagesroutine integrieren

Entwickle tägliche Routinen, die Entspannung fördern, wie Journaling, Lesen oder das Praktizieren von Achtsamkeit. Dies hilft, Stress kontinuierlich abzubauen, anstatt dass er sich aufstaut und die Schlafqualität beeinträchtigt.

» Professionelle Unterstützung bei anhaltendem Stress und Schlafproblemen

Wenn du merkst, dass Schlafprobleme und Stress zu einem dauerhaften Problem werden, kann die Unterstützung eines Therapeuten oder Schlafspezialisten hilfreich sein. Kognitive Verhaltenstherapie, Achtsamkeitstraining oder eine professionelle Schlafberatung können gezielt helfen, den Teufelskreis aus Schlafmangel und Stress zu durchbrechen und die psychische Belastbarkeit zu stärken.

» Fazit

Schlaf und Stress beeinflussen sich wechselseitig und können bei chronischem Schlafmangel oder dauerhaftem Stress in einen belastenden Teufelskreis führen. Schlafmangel erhöht das Stressempfinden, während Stress den Schlaf negativ beeinflusst. Mit gezielten Maßnahmen zur Verbesserung der Schlafhygiene, Entspannungstechniken und einer bewussten Stressbewältigung kannst du jedoch diesen Kreislauf durchbrechen und die Grundlage für erholsamen Schlaf und eine stabile psychische Gesundheit schaffen.

8.2 Ängste und Sorgen loslassen vor dem Schlaf

Für viele Menschen ist das Zubettgehen eine Zeit, in der Sorgen und Ängste besonders präsent werden. Oft verstärken sich Gedanken an unerledigte Aufgaben, Sorgen um die Zukunft oder persönliche Herausforderungen, wenn wir in der Dunkelheit und Ruhe des Schlafzimmers zur Ruhe kommen sollen. Diese nächtlichen

Gedankenketten hindern uns jedoch am Loslassen und führen dazu, dass wir schlechter ein- oder durchschlafen. Ein ruhiger, entspannter Geist ist entscheidend für eine erholsame Nacht. In diesem Unterkapitel erfährst du praktische Techniken und Denkanstöße, die helfen können, Sorgen loszulassen und den Geist auf einen erholsamen Schlaf vorzubereiten.

- Warum Sorgen und Ängste das Einschlafen erschweren

Angst und Stress versetzen das Nervensystem in Alarmbereitschaft, wodurch der Körper in einen Zustand erhöhter Wachsamkeit versetzt wird. Wenn wir uns Sorgen machen, steigt der Spiegel von Stresshormonen wie Cortisol, und das Gehirn ist aktiver als üblich – der sogenannte „Flucht- oder Kampf"-Modus wird aktiviert, der in den Ruhephasen das Einschlafen behindert. Diese erhöhte Wachsamkeit verhindert, dass wir uns sicher und entspannt fühlen und in den Schlaf sinken können. Viele Menschen beschreiben nächtliche Sorgen als endlose Gedankenketten, die es schwer machen, „abzuschalten".

- Praktische Techniken zum Loslassen von Sorgen und Ängsten

Um den nächtlichen Gedankenstrom zu unterbrechen und die Sorgen loszulassen, gibt es verschiedene bewährte Techniken. Diese Ansätze helfen dabei, den Geist zu beruhigen und eine Grundlage für entspannten Schlaf zu schaffen.

» *Das Sorgenjournal: Gedanken auf Papier loslassen*

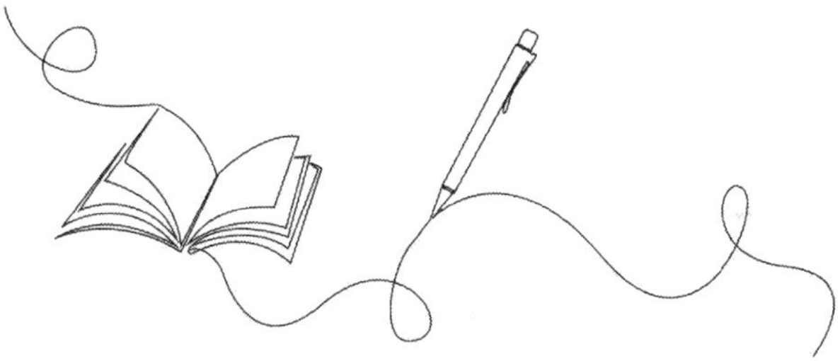

Das Führen eines Sorgenjournals kann eine effektive Methode sein, um Gedanken und Sorgen aus dem Kopf zu bekommen. Bevor du ins Bett gehst, nimm dir 10 bis 15 Minuten Zeit, um alle Gedanken und Ängste, die dir im Kopf herumschwirren, aufzuschreiben. Dieser Prozess hilft dir, deine Gedanken zu ordnen und sie „auszulagern", damit sie nicht im Kopf bleiben. Du kannst dabei folgende Fragen nutzen:

- Was beschäftigt mich gerade?
- Gibt es Lösungen, die mir einfallen?
- Kann ich etwas daran ändern – heute oder morgen?

Indem du deine Sorgen notierst, nimmst du ihnen oft die emotionale Ladung. Sie erscheinen auf dem Papier weniger bedrohlich, und dein Geist kann sich von ihnen lösen. Das Sorgenjournal kann ein tägliches Ritual werden, das dir hilft, belastende Gedanken loszulassen.

» Die 4-7-8-Atemtechnik: Den Körper entspannen und den Geist beruhigen

Atemübungen sind eine wirksame Methode, um das Nervensystem zu beruhigen und den Stresspegel zu senken. Die 4-7-8-Atemtechnik ist besonders effektiv, um den Körper auf Entspannung zu programmieren. So geht's:

- Atme 4 Sekunden lang langsam durch die Nase ein.
- Halte den Atem 7 Sekunden lang an.
- Atme 8 Sekunden lang vollständig durch den Mund aus.

Diese Atemtechnik verlangsamt die Herzfrequenz und senkt den Blutdruck, wodurch sich der Körper in einen entspannten Zustand versetzt. Wiederhole diese Übung 3–5 Mal, um die Wirkung zu spüren.

» Visualisierung: Einen sicheren Ort erschaffen

Die Visualisierung eines „sicheren Ortes" ist eine Technik, die oft im Achtsamkeitstraining und in der Therapie eingesetzt wird. Stelle dir einen Ort vor, an dem du dich geborgen und entspannt fühlst – das kann ein Ort in der Natur, eine Erinnerung an eine friedliche Situation oder ein selbst erdachtes Bild sein. Richte deine Aufmerksamkeit auf die Details: Wie sieht dieser Ort aus? Welche Geräusche, Farben und Gerüche nimmst du wahr? Diese Visualisierung hilft, den Fokus von den Sorgen abzulenken und das Gehirn auf Ruhe und Sicherheit zu programmieren.

» Achtsamkeitsübungen: Im Moment bleiben

Achtsamkeit hilft dabei, Gedanken und Gefühle anzunehmen, ohne sich von ihnen überwältigen zu lassen. Wenn du bemerkst, dass deine Gedanken um Sorgen kreisen, kannst du eine einfache Achtsamkeitsübung anwenden, um dich auf den gegenwärtigen Moment zu konzentrieren. Zum Beispiel kannst du dich auf deine Atmung konzentrieren oder bewusst wahrnehmen, wie sich dein Körper anfühlt, während du im Bett liegst. Anstatt die Sorgen zu bewerten oder zu bekämpfen, beobachte sie einfach und akzeptiere, dass sie da sind – oft verlieren sie so ihre Macht.

» Progressive Muskelentspannung: Schrittweise körperliche Entspannung

Die Progressive Muskelentspannung (PMR) ist eine Technik, bei der du deine Muskeln nacheinander anspannst und wieder entspannst. Starte bei den Zehen und arbeite dich langsam bis zum Kopf hoch. Indem du die einzelnen Muskelgruppen anspannst und entspannst, wird der Körper in einen tiefen Entspannungszustand versetzt, der den Geist beruhigt. Diese Technik kann helfen, das Stressniveau zu senken und dich auf den Schlaf vorzubereiten.

- Denkanstöße, um Sorgen loszulassen

Neben den praktischen Techniken können auch bestimmte Denkanstöße dabei helfen, eine neue Perspektive auf die Sorgen zu gewinnen und sie leichter loszulassen.

» *„Was ist das Schlimmste, das passieren könnte?"*

Diese Frage hilft, Ängste zu entmystifizieren. Indem du das „Worst-Case-Szenario" durchdenkst, merkst du oft, dass die Befürchtungen weniger bedrohlich sind, als sie anfangs scheinen. Wenn du über die tatsächlichen Konsequenzen nachdenkst, relativiert sich die Angst oft, und es wird einfacher, die Gedanken loszulassen.

» *Sich auf das Morgen fokussieren*

Erinnere dich daran, dass du am nächsten Tag in einem klareren Geisteszustand und ausgeruht Lösungen für deine Probleme finden wirst. Oft erscheinen Sorgen nachts überwältigend, während sie am nächsten Tag an Dramatik verlieren. Der Gedanke „Ich kümmere mich morgen darum" kann eine beruhigende Wirkung haben und dich mental von den Sorgen distanzieren.

» *Das Vertrauen in den Schlaf*

Vertrauen in den eigenen Körper und seine Fähigkeit, für Regeneration zu sorgen, kann helfen, Sorgen loszulassen. Erinnere dich daran, dass Schlaf ein natürlicher Prozess ist, und versuche, weniger „krampfhaft" einzuschlafen. Entspanne dich und akzeptiere, dass der Schlaf zu dir kommt, wenn dein Körper bereit ist.

» *Fazit*

Der nächtliche Umgang mit Sorgen und Ängsten erfordert Geduld und die richtige Strategie. Durch Techniken wie das Sorgenjournal, Atemübungen, Visualisierung und Achtsamkeit kannst du einen Zustand innerer Ruhe erreichen und den Geist beruhigen. Die Gedanken loszulassen ist kein einfacher Prozess, aber durch regelmäßiges Üben wird es leichter, sich auf einen entspannten Schlaf einzulassen und den mentalen Ballast des Tages hinter sich zu lassen.

8.3 Schlaf und emotionale Resilienz

Emotional resiliente Menschen verfügen über die Fähigkeit, sich auch in schwierigen Situationen ruhig, flexibel und anpassungsfähig zu verhalten. Diese Stärke, Stress und Herausforderungen zu bewältigen, ohne daran zu zerbrechen, wird durch gesunden und ausreichenden Schlaf gefördert. Denn erholsamer Schlaf ist nicht nur eine körperliche Notwendigkeit, sondern auch eine Grundlage für das emotionale Gleichgewicht und die psychische Belastbarkeit. In diesem Unterkapitel erfährst du, wie Schlaf und emotionale Resilienz zusammenhängen, wie guter Schlaf zur mentalen Stärke beiträgt und wie du deine Resilienz durch eine gesunde Schlafroutine stärken kannst.

- Die Rolle des Schlafs für das emotionale Gleichgewicht

Während des Schlafs verarbeitet das Gehirn die Erlebnisse des Tages und unterstützt die emotionale Verarbeitung. Vor allem in den REM-Phasen, in denen das Gehirn besonders aktiv ist, werden emotionale Erlebnisse verarbeitet und abgespeichert. Diese Phasen fördern das Verarbeiten von Gefühlen, was dazu beiträgt, dass wir uns emotional stabiler fühlen. Schlafmangel unterbricht diese Verarbeitung und beeinträchtigt die Fähigkeit des Gehirns, negative Erlebnisse zu bewältigen und optimistisch auf Herausforderungen zu reagieren. Besonders die Tiefschlaf- und REM-Phasen sind essentiell für das emotionale Wohlbefinden.

- Wie guter Schlaf die emotionale Resilienz unterstützt

» Stärkung der Emotionsregulation

Ein ausgeruhter Geist ist besser in der Lage, Gefühle zu regulieren und angemessen auf Stress oder belastende Situationen zu reagieren. Menschen, die regelmäßig gut schlafen, haben eine bessere Kontrolle über ihre Emotionen und reagieren seltener impulsiv oder übermäßig gereizt. Studien zeigen, dass Schlafmangel die Reaktionsfähigkeit des präfrontalen Kortex beeinträchtigt, der für die Emotionskontrolle verantwortlich ist. Guter Schlaf hingegen ermöglicht es, besonnen und ausgeglichen zu bleiben, auch wenn der Druck steigt.

» Bessere Problemlösungsfähigkeit und Flexibilität

Schlaf fördert die kognitiven Funktionen und erhöht die geistige Flexibilität, was entscheidend für eine resiliente Persönlichkeit ist. Menschen, die ausreichend schlafen, haben eine bessere Problemlösungsfähigkeit und können kreativer auf Herausforderungen reagieren. Im Schlaf verknüpft das Gehirn neue Informationen und schafft neue Verbindungen, was das Lernen und das Erkennen von Lösungsansätzen erleichtert. Durch erholsamen Schlaf sind wir mental darauf vorbereitet, in herausfordernden Situationen kreative und innovative Lösungen zu finden.

» Reduktion von Stresshormonen und Förderung des Wohlbefindens

Schlaf wirkt regulierend auf den Hormonhaushalt und reduziert Stresshormone wie Cortisol. Wenn wir ausgeschlafen sind, sinkt das Cortisol-Level, und das Wohlfühlhormon Serotonin wird verstärkt ausgeschüttet, was uns gelassener und entspannter macht. Dies schafft eine stabile Grundlage, um stressigen Situationen zu begegnen, ohne uns von negativen Emotionen überwältigen zu lassen. Die Kombination aus niedrigem Cortisol und erhöhtem Serotonin stärkt die Widerstandskraft gegenüber Belastungen und trägt dazu bei, dass wir Herausforderungen mit einer positiven Einstellung entgegentreten können.

» Förderung des positiven Denkens und Optimismus

Schlaf fördert eine positive Stimmung und das Gefühl der Zuversicht, was für Resilienz entscheidend ist. Menschen, die gut schlafen, neigen dazu, optimistischer und positiver zu denken, während Schlafmangel oft mit negativen Gedankenmustern und Pessimismus einhergeht. Ausreichender Schlaf trägt dazu bei, dass das Gehirn in der Lage ist, Positives und Ermutigendes zu fokussieren, was die emotionale Stärke erhöht und den Umgang mit Rückschlägen erleichtert.

» *Unterstützung sozialer Kompetenzen*

Schlafmangel führt oft dazu, dass wir uns sozialer Kontakte entziehen oder in Stresssituationen gereizt reagieren. Gut ausgeschlafene Menschen zeigen hingegen eine höhere Toleranz und Empathie, was es leichter macht, mit anderen zu interagieren und Unterstützung zu suchen. Da emotionale Resilienz oft in sozialer Unterstützung verankert ist, fördert ausreichender Schlaf die Fähigkeit, Beziehungen zu pflegen und Unterstützung in schwierigen Zeiten zu finden.

- Tipps zur Förderung der emotionalen Resilienz durch besseren Schlaf

Um die eigene Resilienz durch besseren Schlaf zu stärken, ist es hilfreich, eine gesunde Schlafroutine und bewusste Erholungsmethoden zu entwickeln. Hier sind einige Ansätze, die dir helfen können, deinen Schlaf zu optimieren und so deine mentale Stärke zu steigern:

» *Regelmäßige Schlafzeiten*

Ein fester Schlaf-Wach-Rhythmus hilft deinem Körper, in einen natürlichen Rhythmus zu finden. Versuche, jeden Tag zur gleichen Zeit ins Bett zu gehen und aufzuwachen, um deinem Körper ein stabiles Schlafmuster zu geben. Die Regelmäßigkeit des Schlafs hilft dabei, die innere Uhr zu stabilisieren und die Schlafqualität langfristig zu verbessern.

» Entspannungsrituale vor dem Schlafengehen

Schaffe eine entspannende Abendroutine, die deinem Körper signalisiert, dass es Zeit ist, zur Ruhe zu kommen. Techniken wie Atemübungen, Meditation, das Hören beruhigender Musik oder das Führen eines Tagebuchs können helfen, den Stress des Tages loszulassen und den Geist auf Entspannung und Schlaf vorzubereiten.

» Schlafumgebung optimieren

Gestalte deine Schlafumgebung so, dass sie den Schlaf fördert. Dunkelheit, Stille und eine angenehme Temperatur sind entscheidende Faktoren für die Schlafqualität. Nutze gegebenenfalls eine Schlafmaske oder Ohrstöpsel, um äußere Störfaktoren zu minimieren, und achte darauf, dass die Matratze und das Kissen deinen individuellen Bedürfnissen entsprechen.

» Bewusste Stressbewältigung am Tag

Baue Techniken zur Stressbewältigung in deinen Alltag ein, um die Belastung vor dem Schlafengehen zu reduzieren. Regelmäßige Bewegung, achtsame Pausen und das Setzen realistischer Ziele helfen, den Stresspegel zu senken und den Geist zu beruhigen. Besonders hilfreich sind Methoden wie progressive Muskelentspannung und die Achtsamkeitsmeditation, die den Geist beruhigen und den Schlaf fördern.

» *Schlaf als Priorität anerkennen*

Resilienz entsteht durch das Verständnis, dass Schlaf eine Priorität ist und nicht vernachlässigt werden sollte. Versuche, Schlaf als festen Bestandteil deiner Selbstfürsorge zu sehen, der deine mentale und emotionale Stärke fördert. Ein bewusster Umgang mit dem eigenen Schlafverhalten hilft dabei, dem Schlaf die Bedeutung zu geben, die er für die Resilienz und das emotionale Wohlbefinden hat.

» *Fazit*

Schlaf spielt eine zentrale Rolle für die emotionale Resilienz und das psychische Wohlbefinden, da er Körper und Geist die nötige Regeneration bietet, um auf Herausforderungen vorbereitet zu sein. Menschen, die regelmäßig gut schlafen, verfügen über eine höhere emotionale Stabilität, da ihr Nervensystem durch erholsame Nächte ausgeglichen ist und Belastungen weniger bedrohlich wahrnimmt. Diese Stabilität hilft, Herausforderungen gelassener zu begegnen und Probleme klarer zu sehen, was die Anpassungsfähigkeit in stressigen Situationen stärkt.

Eine bewusste Schlafroutine – etwa durch feste Schlafenszeiten und abendliche Entspannungsrituale – trägt nachhaltig zur Verbesserung der Schlafqualität bei. Indem du Schlaf als festen Bestandteil deines Alltags priorisierst, stärkst du deine Widerstandsfähigkeit und emotionale Ausgeglichenheit. So wird Schlaf zu einer essenziellen Ressource für ein erfülltes und ausgeglichenes Leben.

Bonuskapitel – Dein 21-Tage-Programm für besseren Schlaf

- *„In drei Wochen zu erholsamerem Schlaf – dein persönlicher Wegbegleiter"*

Du hast nun bereits viele wertvolle Impulse, Tipps und Hintergrundinformationen rund um gesunden Schlaf erhalten – von den biologischen Grundlagen über Abendrituale und Entspannung bis hin zu Ernährung, Schlafumgebung und mentaler Entlastung. Vielleicht hast du schon einiges davon für dich ausprobiert. Vielleicht weißt du aber auch: Lesen ist das eine – **Verändern beginnt erst beim Tun.**

Genau hier setzt dieses Bonuskapitel an.

In den nächsten 21 Tagen begleite ich dich mit einem strukturierten, motivierenden Schlaftraining. Jeder Tag widmet sich einem konkreten Thema, enthält praktische Übungen, Reflexionsimpulse und kleine Aufgaben, die du direkt umsetzen kannst. Schritt für Schritt findest du so zu einem Schlafrhythmus, der nicht nur funktioniert – sondern dir wirklich gut tut.

» *Warum manches vertraut klingen wird*

Einige der Inhalte aus dem Hauptteil dieses Buches werden dir im Trainingsprogramm erneut begegnen – jedoch aus einem anderen Blickwinkel, in Form von Übungen oder als konkrete Tagesaufgaben. Denn nachhaltige Veränderung braucht **Wiederholung und Anwendung**. Es geht nicht darum, Wissen zu wiederholen – sondern es **lebendig, greifbar und wirksam zu machen**.

Ich lade dich deshalb ein, auch bekannte Inhalte noch einmal bewusst zu durchlaufen. Oft erschließt sich ihr Wert erst im Tun – oder du entdeckst neue Aspekte, die du beim ersten Lesen übersehen hast.

» *Dein Werkzeugkasten für erholsame Nächte*

Dieses Trainingskapitel ist wie ein persönliches Schlafcoaching. Du brauchst dafür keine Vorkenntnisse – nur etwas Zeit, die Bereitschaft, dich einzulassen, und vielleicht ein kleines Notizbuch, in dem du deine Beobachtungen festhältst.

Ich habe das Programm so gestaltet, dass es dich weder überfordert noch festlegt. Du kannst jederzeit langsamer oder schneller vorgehen – wichtig ist nur: **Bleib dran**.

» *Zum Schluss – ganz persönlich*

Ich selbst habe in meiner schwersten Zeit gelernt, wie viel Schlaf mit innerer Balance, Vertrauen und Selbstfürsorge zu tun hat. Dieses Training erhebt keinen Anspruch auf Perfektion – aber es ist ehrlich, fundiert und mit viel Sorgfalt geschrieben. Ich hoffe, dass es dich auf deinem Weg zu besseren Nächten liebevoll begleitet und dir genau die Impulse schenkt, die du gerade brauchst.

Ich wünsche dir von Herzen, dass diese drei Wochen der Anfang einer neuen Schlafqualität werden. Einer, die dich nicht nur durch die Nacht trägt – sondern auch durch die Herausforderungen des Alltags.

Woche 1 – Schlaf verstehen und vorbereiten

- Tag 1: Dein Startpunkt – Schlaf verstehen

» Ziel des Tages:

Bewusst wahrnehmen, wie es um deinen Schlaf derzeit steht – und verstehen, warum gesunder Schlaf so essenziell für dein Leben ist.

- Wissen: Was passiert eigentlich im Schlaf?

Dein Schlaf ist viel mehr als eine Pause vom Alltag. Während du schläfst, arbeitet dein Körper auf Hochtouren:

- Er repariert Zellen und Gewebe.
- Das Gehirn verarbeitet Erlebnisse und sortiert Informationen.
- Immunsystem, Hormone und Stoffwechsel regenerieren sich.
- Emotionen und Stress werden verarbeitet.

Schlaf besteht aus mehreren **Schlafzyklen**, die sich ca. alle 90 Minuten wiederholen:

1. Einschlafphase
2. Leichter Schlaf

3. Tiefschlaf

4. REM-Schlaf (Traumschlaf)

Gerade der **Tiefschlaf** ist wichtig für körperliche Erholung – der **REM-Schlaf** für geistige und emotionale Balance.

Wenn du nachts oft aufwachst oder morgens wie gerädert bist, kann das bedeuten, dass dein Schlaf nicht tief oder stabil genug ist – und dein Körper nicht in allen wichtigen Phasen ausreichend Zeit verbringt.

» Selbstreflexion: Wo stehst du heute?

Nimm dir heute Zeit für eine ehrliche Bestandsaufnahme. Du brauchst dafür nur Stift und Papier oder dein Schlaf-Tagebuch.

Beantworte folgende Fragen:

- Wann gehst du durchschnittlich ins Bett? Und wann stehst du auf?
- Wie lange brauchst du, um einzuschlafen?
- Wirst du nachts wach? Wenn ja: Wie oft und wie lange?
- Fühlst du dich morgens erholt?
- Wie ist dein Energielevel tagsüber?
- Hast du das Gefühl, dein Schlaf hat sich in den letzten Monaten verändert?

» Tipp:

Wiederhole diese Reflexion am Ende des Programms – so siehst du deine Fortschritte schwarz auf weiß.

- Deine Übung heute:

» „Meine Schlaf-Bilanz"

Nimm dir 10–15 Minuten Zeit und erstelle deine persönliche Schlaf-Bilanz. Halte in einem ruhigen Moment fest:

- 3 Dinge, die deinen Schlaf aktuell negativ beeinflussen
- 3 Dinge, die du positiv verändern möchtest
- 1 Ziel für die kommenden 21 Tage (z. B. „Ich möchte morgens ohne Wecker wach werden" oder „Ich möchte in unter 30 Minuten einschlafen")

Das Ziel ist nur für dich – sei ehrlich, aber liebevoll mit dir.

» Abschließender Impuls:

„Veränderung beginnt mit Bewusstsein. Heute hast du begonnen, hinzuschauen. Morgen wirst du beginnen, zu verändern."

Mach dich bereit für Tag 2 – dort bauen wir auf dieser Erkenntnis auf und entwickeln deinen neuen Schlafrhythmus.

- Tag 2 – Wie dein Körper zur Ruhe findet

» Ziel des Tages:

Heute erfährst du, wie dein Körper Schlaf reguliert, welche Rolle Licht, Hormone und innere Uhren spielen – und warum dieses Wissen dir hilft, besseren Schlaf gezielt zu fördern.

- Der Schlafrhythmus – dein biologischer Taktgeber

Unser Körper folgt einem inneren Rhythmus, dem sogenannten **zirkadianen Rhythmus**. Dieser biologische Taktgeber bestimmt, wann wir wach und wann wir müde sind. Er wird vor allem durch Licht gesteuert – genauer: durch den Wechsel von Hell und Dunkel.

Wenn es draußen dunkel wird, schüttet dein Körper **Melatonin** aus – ein Hormon, das schläfrig macht. Morgens hingegen wird vermehrt **Cortisol** ausgeschüttet – ein Aktivierungshormon. Diese Prozesse laufen nicht zufällig ab, sondern nach einer inneren Uhr, die stark von deinem Tagesablauf beeinflusst wird.

» Warum das wichtig ist:

Wenn du deinen Alltag so gestaltest, dass er diesen natürlichen Rhythmen folgt, unterstützt du deinen Schlaf auf ganz natürliche Weise. Dazu gehören Licht, Bewegung, Essenszeiten und deine abendlichen Gewohnheiten.

» Tageslicht tanken: Dein Schlaf beginnt am Morgen

Ein guter Schlaf beginnt nicht erst am Abend – sondern schon am Morgen. Wer sich direkt nach dem Aufwachen **natürlichem Tageslicht** aussetzt (z. B. durch einen Spaziergang oder helles Tageslicht am Fenster), bringt seine innere Uhr in Schwung.

» *Tipp:*

Geh in den ersten 1–2 Stunden nach dem Aufwachen für mindestens 15 Minuten nach draußen – selbst bei bedecktem Himmel. Das Licht synchronisiert deine innere Uhr und verbessert nachweislich die Schlafqualität in der Nacht.

- *Melatonin bewahren – Licht am Abend reduzieren*

Viele Menschen bringen ihren Schlaf unbewusst durcheinander, weil sie abends zu viel **künstliches Licht** nutzen – insbesondere das blaue Licht von Bildschirmen (Smartphone, Laptop, Fernseher). Dieses Licht hemmt die Melatonin-Produktion.

» *Was du tun kannst:*

- Reduziere in den letzten zwei Stunden vor dem Schlafen helles Licht.
- Nutze gedimmte Lampen oder warmes Licht (z. B. Salzlampe, Kerze).
- Aktiviere auf deinen Geräten den **Nachtmodus** oder nutze **Blaulichtfilter-Brillen**.

» *Dein Lernimpuls für heute*

Beobachte deinen Tagesablauf:

- Wann bekommst du am meisten Tageslicht?
- Wie viel Bildschirmzeit hast du nach 20 Uhr?
- Wie hell ist dein Schlafzimmer?

Oft reichen kleine Veränderungen (z. B. eine andere Glühbirne oder ein kurzer Spaziergang am Morgen), um die innere Uhr neu zu justieren und besser zu schlafen.

» *Abendreflexion – Deine Notizimpulse heute*

1. Habe ich heute mindestens 15 Minuten Tageslicht am Morgen getankt?
2. Wie sah mein Lichtumfeld am Abend aus?
3. Hatte ich heute das Gefühl, müde zur richtigen Zeit zu werden?

- *Deine kleine Tagesaufgabe*

Führe heute Abend ein kleines Licht-Ritual ein:

- Eine Stunde vor dem Zubettgehen dimmst du bewusst alle Lichtquellen.
- Optional: Zünde eine Kerze an oder nimm ein warmes Lichtbad im Badezimmer.
- Leg dein Handy bewusst 30 Minuten vor dem Einschlafen beiseite.

Diese einfache Maßnahme kann deine Melatonin-Produktion deutlich verbessern – und damit auch deinen Schlaf.

Schon nach wenigen Tagen wirst du spüren, wie dein Körper schneller zur Ruhe findet. Ein sanftes Lichtsignal am Abend ist wie eine Einladung an deinen inneren Rhythmus, langsam loszulassen.

- *Tag 3 – Deine persönliche Abendroutine etablieren*

» *Ziel des Tages:*

Heute beginnst du damit, eine Abendroutine zu entwickeln, die deinem Körper hilft, zur Ruhe zu kommen. Eine feste Routine signalisiert deinem Gehirn: Jetzt ist Schlafenszeit.

- *Warum Routinen so kraftvoll sind*

Unser Gehirn liebt Wiederholungen. Wenn du jeden Abend dieselben beruhigenden Handlungen ausführst – zur selben Uhrzeit und in ähnlicher Reihenfolge – gewöhnt sich dein Körper daran, dass jetzt die Ruhephase beginnt. Das erleichtert das Einschlafen und kann langfristig die Schlafqualität verbessern.

» *Dein Abend als Ritual*

Viele Menschen haben morgens eine feste Routine – aber abends lassen sie den Tag oft willkürlich ausklingen. Dabei ist die Zeit vor dem Schlafen entscheidend. Es geht nicht darum, alles perfekt zu planen, sondern darum, wiederkehrende Signale zu setzen.

Mögliche Bausteine deiner Abendroutine:

- Digitale Geräte abschalten oder bewusst weglegen
- Warme Dusche oder ein Bad

- Ein paar Seiten in einem entspannenden Buch lesen
- Gedanken oder den Tag im Tagebuch notieren
- Kerze anzünden und Licht dämpfen
- 5–10 Minuten Atemübung oder Meditation
- Beruhigender Kräutertee (z. B. Melisse, Lavendel, Kamille)

» *Übung: Deine Routine entwickeln*

Nimm dir heute 10 Minuten Zeit und überlege:

1. Welche drei kleinen Dinge könnte ich jeden Abend tun?
2. Was hat mir in der Vergangenheit geholfen, besser zu schlafen?
3. Was möchte ich in meiner letzten wachen Stunde nicht mehr tun?

Schreib dir deine Wunsch-Routine auf – am besten so einfach, dass du sie wirklich umsetzen kannst. Ein Beispiel:

21:30 Uhr: Handy weglegen

21:40 Uhr: 10 Minuten Lesen

21:55 Uhr: 3 Dinge im Tagebuch notieren

22:00 Uhr: Licht aus

» *Abendreflexion – Deine Notizimpulse heute*

- Habe ich mir heute eine kleine Routine geschaffen?
- Wie hat sich mein Körper in der letzten Stunde vor dem Schlafengehen angefühlt?
- Möchte ich morgen etwas anpassen?

- *Deine kleine Tagesaufgabe*

Teste deine neue Abendroutine heute zum ersten Mal.

Achte darauf, ob du schneller zur Ruhe kommst – und ob sich dein Schlafgefühl dadurch verändert. Es muss nicht perfekt sein – aber es ist der erste Schritt zu einem neuen, gesünderen Abendverhalten.

- *Tag 4 – Atmen für besseren Schlaf: Deine Ruhe beginnt mit dem Atem*

» *Ziel des Tages:*

Heute lernst du, wie du mit einfachen Atemtechniken dein Nervensystem beruhigst und deinen Körper gezielt in den Entspannungsmodus führst – ganz ohne Hilfsmittel, jederzeit verfügbar.

- *Warum dein Atem der Schlüssel zur inneren Ruhe ist*

Dein Atem ist nicht nur lebenswichtig – er ist auch ein direkter Zugang zu deinem Nervensystem. Wenn du **flach, schnell und unregelmäßig atmest,** sendet dein Körper Signale von Stress und Alarm. Wenn du **langsam, tief und rhythmisch atmest**, schaltet dein Körper auf Entspannung um.

Der Atem ist die einzige Körperfunktion, die sowohl automatisch abläuft als auch bewusst steuerbar ist. Genau das macht ihn zu einem kraftvollen Werkzeug, um **gezielt zur Ruhe zu kommen** – besonders am Abend.

- Atemübung: Die 4-7-8-Methode

Diese Atemtechnik hilft vielen Menschen, schneller einzuschlafen – weil sie den Geist beruhigt und das Nervensystem in den parasympathischen (Ruhe-)Modus versetzt.

» *So funktioniert's:*

1. **Einatmen** durch die Nase – zähle dabei langsam bis 4.
2. **Atem anhalten** – zähle dabei bis 7.
3. **Ausatmen durch den Mund** – zähle dabei langsam bis 8, mit einem sanften Zischlaut.
4. **Wiederholen** – insgesamt 4–6 Runden.

Wichtig: Der Atem sollte nie forciert werden. Wenn du die Zahlen nicht angenehm halten kannst, passe sie an dein Tempo an – z. B. 3-5-6.

Mache diese Übung heute Abend im **Sitzen oder Liegen**, möglichst in Ruhe, und beobachte, wie du dich danach fühlst.

- Atemachtsamkeit im Alltag

Auch tagsüber lohnt es sich, deinen Atem bewusst wahrzunehmen:

- Atme zwischen E-Mails oder Gesprächen **tief durch**.
- Lege dir kleine Atempausen in stressige Phasen.

- Beobachte deinen Atem im Alltag – wie er sich verändert, wenn du nervös oder entspannt bist.

Ein bewusster Atem kann helfen, **den Tag zu entschleunigen** – was abends den Übergang in den Schlaf erheblich erleichtert.

» Abendreflexion – Deine Notizimpulse heute

- Habe ich die Atemübung ausprobiert? Wie war mein Gefühl dabei?
- Wie fühlt sich mein Körper nach bewusster Atmung an?
- Hatte ich tagsüber Momente der Atemachtsamkeit?

- Deine kleine Tagesaufgabe

Führe heute Abend die 4-7-8-Atemtechnik durch.

Mach sie bewusst vor dem Schlafengehen – z.B. direkt nach dem Zähneputzen oder im Bett. Versuche danach, nicht mehr aufs Handy zu schauen, sondern einfach zur Ruhe zu kommen.

Diese Atemtechnik wirkt wie ein natürliches Beruhigungsmittel für dein Nervensystem – sie senkt den Puls, entspannt deinen Körper und signalisiert dem Gehirn: Es ist Zeit zum Schlafen.

Wenn du magst, notiere dir morgen früh, ob sich dein Einschlafverhalten verändert hat – oder ob du dich ruhiger und ausgeglichener gefühlt hast. Schon ein paar Minuten bewusste Atmung können den Unterschied machen.

- Tag 5 – Gedankenkarussell stoppen: Die Kraft des Abendschreibens

» Ziel des Tages:

Heute lernst du, wie du mit gezieltem Schreiben dein Gedankenkarussell beruhigen und den Kopf abends freibekommen kannst – für einen entspannteren Übergang in die Nacht.

- Wenn der Kopf nicht abschalten will

Kennst du das? Kaum liegst du im Bett, beginnt dein Gehirn, auf Hochtouren zu arbeiten:

- Was habe ich heute vergessen?
- Was steht morgen an?
- Warum hat XY das gesagt?
- Habe ich etwas falsch gemacht?

Dieses Gedankenkarussell hält viele Menschen vom Einschlafen ab – nicht, weil die Themen wirklich dringend sind, sondern weil der **Kopf keinen Abschluss findet**. Der Tag bleibt „offen".

» Der Trick: Den Kopf auslagern

Unser Gehirn liebt **Unvollendetes** – es will Probleme lösen und Gedanken zu Ende denken. Wenn wir diese Gedanken **schriftlich „parken"**, beruhigt sich das System.

Eine einfache, aber wirkungsvolle Methode ist das sogenannte **Braindumping** – auch als Gedankenentleerung bekannt. Dabei schreibst du abends einfach alles auf, was dir durch den Kopf geht: To-dos, Sorgen, Gedankenfetzen. Alles darf raus – so, als würdest du deinem Kopf erlauben, für die Nacht loszulassen.

» *Abendliche Schreibimpulse*

Nimm dir heute Abend **5–10 Minuten**, schalte das Handy aus und nimm Stift und Papier. Schreib einfach frei, ohne Anspruch, ohne Bewertung. Mögliche Impulse:

- Was hat mich heute beschäftigt?
- Was hat mich geärgert, erfreut oder gestresst?
- Was muss ich morgen tun – was kann warten?
- Was will ich loslassen?
- Was war heute schön?

Du kannst auch einfach schreiben: „Ich weiß gar nicht, was ich schreiben soll …" – und trotzdem weiterschreiben. Es geht nicht um Literatur, sondern um **mentale Entlastung**.

» *Alternativ: Die 3-Minuten-Methode*

Wenn du weniger Zeit hast, notiere **nur drei Dinge**:

1. Was hat mich heute belastet?
2. Was war heute schön?
3. Was möchte ich morgen besser machen?

So schließt du den Tag bewusst ab – und dein Kopf muss das nicht mehr nachts erledigen.

» *Abendreflexion – Deine Notizimpulse heute*

- Was habe ich beim Schreiben bemerkt oder gespürt?
- Fühlte ich mich danach ruhiger oder klarer im Kopf?
- Gab es Gedanken, die ich endlich „loslassen" konnte?

- *Deine kleine Tagesaufgabe*

Schreib heute Abend vor dem Schlafengehen 5–10 Minuten frei von der Seele.

Nutze Stift und Papier – kein Laptop, kein Handy. Beobachte, wie sich dein Kopf nach dem Schreiben anfühlt. Du kannst das mit einer Atemübung kombinieren – und dann direkt ins Bett gehen.

Wenn du möchtest, nimm diesen Abendimpuls als festen Teil deiner Abendroutine mit.

- *Tag 6 – Deine perfekte Schlafumgebung: Temperatur, Licht und Geräusche richtig einstellen*

» *Ziel des Tages:*

Heute optimierst du deine äußeren Bedingungen für erholsamen Schlaf – damit dein Schlafzimmer nicht nur ein Raum, sondern ein echter Ruheort wird.

Schon kleine Veränderungen bei Temperatur, Licht und Geräuschkulisse können einen großen Unterschied machen – und deinem Körper helfen, schneller in den Schlafmodus zu wechseln.

- Die Schlafumgebung – oft unterschätzt, aber entscheidend

Selbst die besten Rituale und Techniken nützen wenig, wenn du in einem unruhigen, zu warmen oder zu hellen Umfeld schläfst. Dein Gehirn reagiert auf Temperatur, Licht und Geräusche – sogar im Schlaf. Deshalb ist es wichtig, dass du dir eine Umgebung schaffst, die deinen Schlaf **unterstützt** und nicht stört.

- Die ideale Temperatur

Die optimale Schlaftemperatur liegt bei **16–18 Grad Celsius**. Das mag kühl klingen, aber dein Körper braucht genau diese Bedingungen, um in den Tiefschlaf zu gelangen.

» *Tipps:*

- Lüfte abends 10–15 Minuten stoßweise.
- Schalte die Heizung im Schlafzimmer runter.
- Nutze im Sommer leichte Baumwollbettwäsche, im Winter atmungsaktive Decken.
- Kalte Füße? Wärmflasche oder dicke Socken helfen – kalte Füße verzögern das Einschlafen.

- Lichtreize reduzieren

Licht hemmt die Ausschüttung von Melatonin – dem Hormon, das den Schlaf einleitet. Sogar kleine Lichtquellen wie LED-Standby-Lampen oder Straßenlaternen können deinen Schlafrhythmus stören.

» *Tipps:*

- Verdunkel dein Schlafzimmer vollständig (z. B. mit Verdunklungsvorhängen).
- Decke kleine Lichtquellen (Steckdosenleuchten, Router).
- Nutze vor dem Schlafen **kein grelles Licht** – warmweißes Licht ist am besten.

Vermeide Smartphone- oder Tablet-Licht mindestens 30 Minuten vor dem Schlafengehen (oder nutze Blaulichtfilter).

- Geräusche und Ruhe

Auch wenn du glaubst, bei Geräuschen zu schlafen – dein Gehirn „hört" weiter mit. Unregelmäßige Geräusche (z. B. Autos, Stimmen, Fernseher) unterbrechen die Tiefschlafphasen.

» *Tipps:*

- Nutze bei Bedarf Ohrstöpsel oder schlaffördernde Hintergrundgeräusche (White Noise, Regen, Naturklänge).
- Entferne tickende Wecker, summende Geräte oder elektronische Störquellen.

- Überprüfe regelmäßig, ob dein Bett knarzt oder quietscht – jedes Geräusch kann stören.

» *Weitere Ideen für deine persönliche Schlafhöhle*

- **Minimalismus im Schlafzimmer**: Weniger Reize, weniger Ablenkung.
- **Pflanzen für ein gutes Raumklima** (z. B. Bogenhanf oder Lavendel).
- **Keine Arbeit oder Konflikte im Schlafzimmer**: Mach den Raum zu einem Ort der Ruhe – nicht zum Homeoffice.

» *Abendreflexion – Deine Notizimpulse heute*

- Was habe ich heute an meiner Schlafumgebung verändert?
- Wie fühlt sich mein Schlafzimmer nach der Anpassung an?
- Habe ich mich beim Einschlafen sicherer, ruhiger, wohler gefühlt?

- Deine kleine Tagesaufgabe

Überprüfe heute Abend deine Schlafumgebung.

Passe mindestens eine Sache an – sei es das Lüften, das Abdunkeln, das Entfernen einer Lichtquelle oder das Umstellen eines störenden Geräts.

Nimm dir bewusst einen Moment Zeit, dein Schlafzimmer mit neuen Augen zu betrachten: Gibt es etwas, das dich unterbewusst stört oder wach hält? Schon kleine Anpassungen – ein gedämpftes

Licht, frische Luft oder das Ausschalten eines Geräuschs – können dein Wohlbefinden deutlich steigern.

- Tag 7 – Leicht essen, besser schlafen: Abendessen mit Wirkung

» Ziel des Tages:

Heute erfährst du, welche Lebensmittel deinen Schlaf fördern – und welche ihn behindern. Du lernst, wie du mit der richtigen Abendmahlzeit ruhiger schläfst und besser regenerierst.

- Warum das Abendessen eine Rolle spielt

Was du am Abend isst – und wann –, hat großen Einfluss auf deinen Schlaf. Ein voller Magen oder schwer verdauliche Kost kann deinen Körper nachts auf Hochtouren arbeiten lassen. Das Ergebnis: unruhiger Schlaf, häufiges Aufwachen oder Einschlafprobleme.

Gleichzeitig gibt es Lebensmittel, die deinem Körper helfen, Melatonin (das „Schlafhormon") und Serotonin (das „Wohlfühlhormon") zu bilden – beide wichtig für guten Schlaf.

» Der richtige Zeitpunkt zum Abendessen

Ideal ist eine leichte Mahlzeit 2 bis 3 Stunden vor dem Schlafengehen. So hat dein Verdauungssystem genug Zeit, um aktiv zu arbeiten – ohne dich nachts wach zu halten.

Vermeide es, direkt vor dem Schlafengehen zu essen oder mit knurrendem Magen ins Bett zu gehen – beides kann deinen Schlaf stören.

- *Lebensmittel für guten Schlaf*

Diese Nahrungsmittel unterstützen deinen natürlichen Schlafrhythmus:

- **Haferflocken**: enthalten Melatonin und Magnesium
- **Bananen**: liefern Tryptophan, Magnesium und Kalium
- **Nüsse (v. a. Walnüsse & Mandeln)**: reich an schlaffördernden Aminosäuren
- **Vollkornprodukte**: fördern die Serotoninproduktion
- **Fettarme Milchprodukte**: enthalten Kalzium, das bei der Melatoninbildung hilft
- **Gedämpftes Gemüse, z. B. Brokkoli oder Zucchini**: leicht und ballaststoffreich
- **Kräutertees**: z. B. Kamille, Lavendel, Melisse oder Baldrian (aber nicht zu viel Flüssigkeit vor dem Schlafen)

- *Schlafräuber am Abend*

Diese Lebensmittel und Getränke solltest du besser meiden:

- **Koffein**: nicht nur Kaffee, sondern auch Schwarztee, grüner Tee, Cola und viele Energydrinks
- **Alkohol**: macht zwar müde, stört aber die Tiefschlafphasen massiv

- **Zuckerbomben & Süßigkeiten**: lassen den Blutzuckerspiegel schwanken
- **Fettreiches, frittiertes Essen**: belastet die Verdauung und kann Sodbrennen auslösen
- **Schwere Fleischgerichte & Wurst**: enthalten Tyramin, das wach machen kann

- Abendessen-Ideen für besseren Schlaf

Hier einige einfache, schlaffördernde Menüvorschläge:

- **Vollkornbrot mit Hüttenkäse und Gurke** + Kräutertee
- **Gedämpftes Gemüse mit Hirse oder Quinoa**
- **Banane und eine kleine Handvoll Mandeln**
- **Haferflocken mit warmer Mandelmilch und Zimt**
- **Ofenkartoffel mit Joghurt-Dip und frischen Kräutern**

Klein, leicht, warm – das ist abends oft am besten.

» *Abendreflexion – Deine Notizimpulse heute*

- Was habe ich heute gegessen – und wann?
- Habe ich etwas verändert an meinem Abendessen?
- Fühlte ich mich beim Einschlafen körperlich leichter oder ruhiger?

- Deine kleine Tagesaufgabe

Wähle heute eine leichte, schlaffördernde Abendmahlzeit und achte darauf, mindestens zwei Stunden vor dem Zubettgehen zu essen. Trinke dazu bewusst einen beruhigenden Kräutertee. Beobachte, wie du dich körperlich fühlst – und ob das Einschlafen leichter fällt.

Woche 2 – Rituale und Strategien für besseren Schlaf

- Tag 8 – Schlaf ohne Störquellen: Elektronik, Lärm & Licht reduzieren

Unser moderner Alltag ist voller unsichtbarer Schlafräuber – und viele davon kommen aus der Technik-Ecke: Handys am Bett, der Fernseher im Schlafzimmer, blinkende Routerlampen oder Straßenlaternen vor dem Fenster.

Auch unterschwelliger Lärm – ob aus der Nachbarwohnung, vom Verkehr oder durch leise Elektronikgeräusche – kann den Schlaf empfindlich stören, selbst wenn du ihn nicht bewusst wahrnimmst.

Heute geht es darum, deine Schlafumgebung kritisch unter die Lupe zu nehmen – und konkrete Schritte einzuleiten, um sie ruhiger, dunkler und schlaffreundlicher zu gestalten.

» Ziel des Tages

Störquellen identifizieren und bewusst ausschalten, um eine möglichst ungestörte und schlaffördernde Umgebung zu schaffen.

- *Deine heutige Aufgabe*

1. **Elektronische Geräte prüfen:**

- Hast du einen Fernseher im Schlafzimmer? Ein Handy am Bett? Ladegeräte mit blinkender LED?
- **Was kannst du heute entfernen oder zumindest abschalten?**

» *Tipp:*

Lade dein Handy in einem anderen Raum – oder zumindest im Flugmodus mit Bildschirm nach unten.

2. **Lichtquellen erkennen und beseitigen:**

- Gibt es Licht von Straßenlaternen, LED-Displays, Standby-Leuchten oder dem Wecker?
- Teste heute Abend einmal, wie viel dunkler dein Schlafzimmer mit Verdunklungsvorhängen oder einer Schlafmaske wirkt.

3. **Lärmquellen identifizieren:**

- Gibt es Dauergeräusche (Straße, Kühlschrank, Nachbarn)?
- **Teste heute Ohrstöpsel**, falls du dich davon nicht gestört fühlst. Alternativ kannst du mit **weißem Rauschen** oder **Naturklängen** experimentieren – am besten über eine automatische Abschaltfunktion.

4. **Technikfreie Zone einrichten:**

- Lege heute eine „Offline-Zeit“ fest: Ab z. B. 21:00 Uhr kein Handy, kein TV, keine Nachrichten mehr – nur du, dein Abendritual und dein Bett.

» *Reflexionsfragen für heute*

- Welche Geräte oder Lichtquellen waren dir bisher gar nicht bewusst – und welche Wirkung haben sie auf deinen Schlaf?
- Wie fühlt sich dein Schlafzimmer an, wenn du alles Dunkle, Ruhige und Beruhigende in den Vordergrund rückst?
- Hast du dich heute Abend mit oder ohne Handy ruhiger gefühlt?

» *Abendimpuls*

„Ein ruhiger Raum ist wie ein stiller See – nur dann kann sich das Gedankenwasser glätten."

Mach dein Schlafzimmer heute Abend zu einem Rückzugsort. Kein Flackern, kein Summen, kein Leuchten – nur Dunkelheit, Stille und dein Atem.

- Tag 9 – Abendroutine mit Tiefenwirkung: Loslassen und zur Ruhe kommen

Wie du in den Schlaf findest, beginnt nicht erst im Bett – sondern schon Stunden vorher. Unser Körper und Geist brauchen Zeit, um vom Aktivitätsmodus in den Ruhemodus zu wechseln. Genau dafür ist eine Abendroutine da: Sie signalisiert deinem System, dass jetzt Schlafenszeit naht. Viele unterschätzen, wie wirkungsvoll schon kleine Rituale dabei sein können, um Gedanken loszulassen, Spannungen abzubauen und innerlich abzuschalten.

Heute entwickelst du deine ganz persönliche Abendroutine – mit einfachen Elementen, die du ab sofort jeden Abend wiederholen kannst.

» Ziel des Tages

Eine beruhigende, entspannende Abendroutine etablieren, die Körper und Geist sanft auf den Schlaf vorbereitet.

- Deine heutige Aufgabe

1. **Entscheide dich für 2–3 feste Elemente für deine neue Abendroutine:**

Wähle aus folgenden Vorschlägen (oder kombiniere sie kreativ):

- **Tagebuch schreiben**: 5–10 Minuten Gedanken sortieren oder loslassen (z. B. „Was war heute schön? Was lasse ich heute los?“)
- **Warmes Fußbad oder warme Dusche**: Entspannt den Körper, fördert die Durchblutung und signalisiert: der Tag ist vorbei.
- **5–10 Minuten Meditation oder Atemübung**: Z. B. 4-7-8-Atemtechnik oder einfache Stille.
- **Ruhiges Lesen**: Ein paar Seiten aus einem entspannenden, nicht aufregenden Buch (kein Handy, kein Krimi!)
- **Abendtee oder warme Milch**: Beruhigt und wirkt wie ein sanftes Ritual.
- **Leise Musik oder Naturklänge**: Kann helfen, Alltagsgedanken loszulassen.

2. Halte die Routine heute Abend bewusst durch:

Blocke dir eine halbe Stunde vor dem Schlafengehen nur für dich. Keine Bildschirme, kein Scrollen, keine E-Mails.

3. Wiederhole die Routine drei Tage lang:

Routinen wirken, wenn sie regelmäßig stattfinden. Spätestens ab Tag 3 wirst du merken, wie dein Körper beginnt, „abzuschalten", sobald du beginnst.

» *Reflexionsfragen für heute*

- Welche Elemente haben dir besonders gutgetan – körperlich und mental?
- Fiel es dir leichter, ins Bett zu gehen oder innerlich „abzuschließen"?
- Welche Hindernisse gab es, und wie könntest du deine Routine noch einfacher in deinen Alltag integrieren?

» *Abendimpuls*

„Routinen sind wie freundliche Wegweiser: Sie zeigen deinem Körper zuverlässig den Weg in die Nacht."

Wiederholung ist keine Langeweile – sie schenkt dir Sicherheit, Verlässlichkeit und inneren Frieden. Mach den Abend zu deiner stärksten Zeit für dich selbst.

- Tag 10 – Gedankenstopp: Wenn Grübeln dich am Einschlafen hindert

Kennst du das? Du liegst endlich im Bett – aber dein Kopf macht Überstunden. Du denkst über den Tag nach, über Gespräche, To-dos, Sorgen. Deine Gedanken drehen sich im Kreis, und du findest den Aus-Knopf nicht.

Viele Menschen schlafen nicht wegen körperlicher Unruhe schlecht, sondern weil sie gedanklich nicht zur Ruhe kommen. Heute lernst du Techniken, um **Grübelgedanken bewusst zu stoppen**, umzulenken oder loszulassen – damit dein Geist wieder zur Ruhe findet.

» Ziel des Tages

Gedankenkarussells erkennen und durch einfache, wirksame Methoden unterbrechen.

- Deine heutige Aufgabe

1. **Führe einen „Gedankenzettel" ein:**

Lege dir Zettel und Stift neben das Bett. Wenn du abends grübelst, schreib auf, was dich beschäftigt – ohne es zu bewerten. So holst du die Gedanken aus dem Kopf raus und signalisierst deinem Gehirn: **Ich habe mich darum gekümmert**.

2. Übe eine einfache Gedankenstopp-Technik:

- Wenn ein belastender Gedanke kommt, sage innerlich bewusst: „**Stopp!**"
- Dann lenke dich sofort um – z. B. zu deinem Atem, einem beruhigenden Bild, einem ruhigen Klang oder einem positiven Satz (z. B. „Ich darf jetzt ruhen.").

Wiederhole das 3–5 Mal bewusst. Mit Übung wird dein Gehirn darauf reagieren.

3. Visualisiere deinen „Gedankenfluss":

Stell dir vor, deine Gedanken seien Blätter, die auf einem Fluss schwimmen. Du siehst sie vorbeiziehen, nimmst sie wahr – aber du hältst sie nicht fest. Lass sie ziehen.

4. Abendritual ergänzen:

Füge heute gezielt eine **Anti-Grübel-Technik** (z. B. den Gedankenzettel oder die Visualisierung) zu deiner Abendroutine hinzu.

» *Reflexionsfragen für heute*

- Welche Gedanken halten dich besonders oft vom Einschlafen ab?
- Was hat dir heute Abend geholfen, Abstand zu diesen Gedanken zu gewinnen?
- Wie fühlt es sich an, dich selbst aktiv in den Schlaf zu begleiten, statt dem Gedankenfluss ausgeliefert zu sein?

» Abendimpuls

„Du musst deine Gedanken nicht bekämpfen – aber du darfst entscheiden, welche du mit ins Bett nimmst."

Du bist nicht deine Gedanken. Du bist der Raum, in dem sie auftauchen – und zur Ruhe kommen dürfen.

- *Tag 11 – Digitaler Detox: Warum dein Handy deinen Schlaf stört*

Viele von uns greifen abends noch zum Smartphone, scrollen durch Nachrichten, checken Social Media oder schauen Serien. Was harmlos wirkt, ist in Wahrheit eine der größten Schlafbremsen unserer Zeit. Das blaue Licht der Bildschirme hemmt die körpereigene Melatoninproduktion – und die Informationsflut sorgt dafür, dass unser Gehirn auf Aktivität bleibt, statt zur Ruhe zu kommen.

Heute geht es darum, digitale Reize vor dem Schlafen zu reduzieren – und wie du wieder mehr Ruhe in deinen Abend bringst.

» Ziel des Tages

Elektronische Geräte bewusst aus dem Abend ausklammern – für mehr Melatonin, weniger Reizüberflutung und einen ruhigeren Geist.

- Deine heutige Aufgabe

1. **Digitale Geräte 60 Minuten vor dem Schlafen ausschalten**

- Leg eine „Offline-Zone" für die letzte Stunde des Tages fest. Kein Smartphone, kein Laptop, kein Fernseher.
- Lege dein Handy bewusst außer Reichweite (z. B. im Flur oder auf stumm in einer Ladebox).

2. **Ersetze das Display durch analoge Alternativen:**

- Ein gutes Buch lesen
- Tagebuch schreiben oder Gedanken notieren
- Einen Tee genießen
- Kerzenlicht und ruhige Musik hören
- Meditation oder Atemübung praktizieren

3. **Richte einen Blaulichtfilter ein (für langfristig weniger Belastung):**

Falls du abends doch am Bildschirm arbeiten musst, nutze einen Blaulichtfilter (z. B. „Night Shift", „f.lux" oder „Dark Mode"). Noch besser: Brille mit Blaulichtschutz verwenden.

4. **Optional: Digitalen Ruhetag vorbereiten**

Überlege dir, ob du am Wochenende einen halben Tag bewusst ohne Smartphone verbringen möchtest – als kleine Detox-Kur für dein Nervensystem.

» *Reflexionsfragen für heute*

- Wie oft und wie lange nutzt du dein Handy abends – und wie fühlst du dich danach?
- Was ist dir beim digitalen Detox besonders schwergefallen?
- Hast du Unterschiede beim Einschlafen oder innerer Ruhe bemerkt?

» *Abendimpuls*

„Je stiller der Bildschirm, desto leiser deine Gedanken."

Du musst nicht perfekt „digital entgiften". Aber jedes bewusst abgeschaltete Gerät ist ein Geschenk an deinen Schlaf.

- *Tag 12 – Abendliche Dehnübungen: Entspannt einschlafen mit einem lockeren Körper*

Oft tragen wir körperliche Spannungen aus dem Alltag mit ins Bett – ob durch langes Sitzen, Stress oder innere Unruhe. Ein verspannter Nacken, ein ziehender Rücken oder unruhige Beine können das Einschlafen erschweren. Mit sanften, gezielten Dehnübungen kannst du deinen Körper abends bewusst auf Ruhe umstellen.

Heute nimmst du dir zehn Minuten Zeit, um muskuläre Spannungen zu lösen und dich auf tiefen Schlaf vorzubereiten – achtsam, ruhig und im Einklang mit deinem Atem.

» *Ziel des Tages*

Spannungen im Körper lösen, Beweglichkeit fördern und durch Dehnung den Übergang vom Tag zur Nacht einleiten.

- Deine heutige Aufgabe

1. Wähle einen ruhigen Ort mit genügend Platz

Ideal: Schlafzimmer oder Wohnzimmer mit weicher Matte. Gedämpftes Licht, keine Musik oder ruhige Klänge im Hintergrund.

2. Dehnsequenz (ca. 10 Minuten):

» *Nackenlockerer*

Kinn zur Brust senken, dann langsam zur Seite rollen (rechts/links). 3–5 Mal je Seite.

- Wirkt bei Grübeleien und Bildschirmverspannungen.

» *Schulteröffnung*

Beide Schultern bewusst nach hinten kreisen, dann Arme nach hinten verschränken und Brust sanft öffnen.

- Öffnet die Körpervorderseite, die im Alltag oft zusammensinkt.

» *Rücken & Flanken*

Im Stand: Seitliche Dehnung mit einem Arm über den Kopf. Wechselseitig 20 Sekunden halten.

- Hilft bei Spannungen im Rücken, macht den Atem freier.

» Vorwärtsbeuge im Sitzen

Auf dem Boden sitzend die Beine ausstrecken, Oberkörper nach vorne sinken lassen – nicht reißen, sondern atmen.

- Löst Spannung in Beinen und Rücken. Tiefe Atmung beruhigt.

» Kindhaltung (aus dem Yoga)

Auf den Knien, Stirn am Boden, Arme nach vorne ausgestreckt.

- Maximal beruhigend – signalisiert dem Nervensystem: Alles darf loslassen.

3. Atmung einbauen:

Atme bei jeder Dehnung ruhig ein – und beim Ausatmen lasse bewusst los.

Lass den Atem dein Anker sein.

4. Ritualisierung:

Wiederhole diese Sequenz an mehreren Abenden. Dein Körper lernt: Diese Bewegungen bedeuten „Schlafenszeit".

» Reflexionsfragen für heute

- Wie hat sich dein Körper vor den Übungen angefühlt – und wie danach?
- Welche Dehnung hat dir besonders gut getan?
- Könntest du dir vorstellen, diese kurze Sequenz zu einem festen Abendritual zu machen?

» *Abendimpuls*

„Wenn dein Körper loslässt, kann auch dein Geist zur Ruhe kommen."

Sanfte Bewegung ist kein Widerspruch zur Entspannung – sie ist ein Schlüssel zur körperlichen Gelassenheit.

- Tag 13 – In Balance kommen: Schlafvorbereitung mit Box Breathing

Ein ruhiger Schlaf beginnt mit einem ruhigen Nervensystem. Eine bewährte Methode, um Körper und Geist in Einklang zu bringen, ist das Box Breathing – auch als quadratische Atmung bekannt.

Diese Technik wird nicht nur im therapeutischen Kontext genutzt, sondern auch von Menschen, die unter extremem Stress arbeiten – etwa von Navy SEALs, den Elite-Soldaten der US-Streitkräfte. Sie setzen Box Breathing ein, um sich in hochanspruchsvollen Situationen zu beruhigen, ihre Konzentration zu schärfen und körperlich wie mental stabil zu bleiben.

Auch du kannst dir diese einfache, aber hochwirksame Atemtechnik zunutze machen – nicht im Kampfeinsatz, sondern zur sanften Vorbereitung auf eine erholsame Nacht. Sie bringt dein Nervensystem ins Gleichgewicht, reduziert innere Unruhe und signalisiert dem Körper: Jetzt ist Zeit zum Loslassen.

» *Ziel des Tages*

Innere Ruhe und Ausgeglichenheit durch gleichmäßiges, bewusstes Atmen – als Einschlafhilfe und mentale Entlastung.

- *Deine heutige Aufgabe*

1. Finde einen ruhigen Ort

Setze dich bequem hin oder lege dich entspannt aufs Bett. Schließe die Augen und bringe deine Aufmerksamkeit zu deinem Atem.

2. Box Breathing – so funktioniert es:

- 4 Sekunden **einatmen**
- 4 Sekunden den **Atem halten**
- 4 Sekunden **ausatmen**
- 4 Sekunden den **Atem erneut halten**

Das ergibt einen gleichmäßigen Atemrhythmus mit vier Phasen – wie vier Seiten eines Quadrats. Stelle dir beim Atmen gern ein Quadrat vor, das du gedanklich entlangläufst.

3. Dauer der Übung

Wiederhole diesen Ablauf für **8 bis 10 Minuten** – ohne Druck. Du kannst innerlich mitzählen oder dich von einer sanften Musik begleiten lassen. Falls du müde wirst, darfst du auch früher abbrechen und einfach einschlafen.

4. Achte auf dein Körpergefühl

Mit jeder Runde wirst du merken, wie dein Atem ruhiger wird, dein Puls langsamer schlägt und die Gedanken sich glätten. Viele

Menschen empfinden nach dieser Technik ein Gefühl von innerer Stabilität – fast so, als würde sich der Tag sanft schließen.

» Reflexionsfragen für heute

- Fiel dir das gleichmäßige Atmen leicht oder ungewohnt schwer?
- Wie hat sich dein Körper während und nach der Übung verändert?
- Möchtest du Box Breathing auch tagsüber anwenden, wenn du angespannt bist?

» Abendimpuls

„Ruhe entsteht dort, wo Rhythmus und Atem sich begegnen.“

Wenn du deinen Atem bewusst führst, führst du auch deinen Geist – sanft in die Stille der Nacht.

- Tag 14 – Licht aus, Schlafhormon an: So bringst du deinen Biorhythmus in Balance

Es klingt simpel – und ist doch mächtig: Licht bestimmt unseren Schlaf. Nicht nur helles Tageslicht macht uns wach – auch künstliches Licht am Abend kann uns wach halten. Besonders das blaue Licht von Bildschirmen, LED-Lampen und Smartphones bremst die Produktion von Melatonin, dem wichtigsten Schlafhormon deines Körpers.

An diesem Tag geht es darum, deine innere Uhr zu unterstützen – mit kleinen Veränderungen in deiner Abendroutine. Du wirst spüren, wie viel Einfluss deine Lichtumgebung auf deine Müdigkeit und Einschlafbereitschaft hat.

» *Ziel des Tages*

Den natürlichen Schlaf-Wach-Rhythmus mit gezieltem Lichtverhalten unterstützen und die körpereigene Melatoninproduktion fördern.

- *Deine heutige Aufgabe: Licht bewusst regulieren*

1. **Ab 20 Uhr: Bildschirm aus oder filtern**

Vermeide ab etwa zwei Stunden vor dem Schlafengehen grelles Licht – besonders das von **Handys, Tablets, Computern und Fernsehern**. Falls das nicht möglich ist:

Aktiviere einen Blaulichtfilter oder nutze eine entsprechende App (z. B. „f.lux" oder den Nachtmodus deines Geräts).

2. **Setze auf warmes, gedimmtes Licht**

Nutze abends statt Deckenbeleuchtung lieber **kleine, warme Lichtquellen** (z. B. eine Salzlampe, Kerze oder indirektes Licht mit warmem Ton). Das signalisiert deinem Körper: Der Tag neigt sich dem Ende zu.

3. **Melatonin nicht stören**

Vermeide helles Badezimmerlicht vor dem Zähneputzen. Du kannst stattdessen eine kleine Lampe oder Kerze im Bad nutzen. Je weniger Licht du deinen Augen zuführst, desto mehr Melatonin wird freigesetzt.

4. **Tageslicht am Morgen**

Beginne den nächsten Tag mit hellem Tageslicht – am besten direkt nach dem Aufwachen. Geh für 10 Minuten ans Fenster oder, noch besser, nach draußen. Das synchronisiert deine innere Uhr und sorgt dafür, dass du abends zur richtigen Zeit müde wirst.

» *Reflexionsfragen für heute*

- Wann hast du heute begonnen, dein Licht zu dimmen?
- Hast du Unterschiede im Müdigkeitsgefühl bemerkt?
- Wie ging es dir beim Einschlafen – leichter, ruhiger?

» *Abendimpuls*

„Dein Schlaf beginnt nicht mit dem Zubettgehen – er beginnt mit dem ersten Licht des Tages."

Je bewusster du mit Licht und Dunkelheit umgehst, desto natürlicher findet dein Körper in den Schlafrhythmus zurück.

Woche 3 – Entspannung, Reflexion und innere Balance

- *Tag 15 – Spannung loslassen: Einschlafen mit Progressiver Muskelentspannung*

Hast du manchmal das Gefühl, innerlich „unter Strom" zu stehen – auch wenn du dich eigentlich ausruhen möchtest? Vielleicht ziehst du unbewusst die Schultern hoch oder spannst den Kiefer an, ohne es zu merken. Genau hier setzt die Progressive Muskelentspannung nach Jacobson an.

Sie basiert auf einem einfachen, aber wirkungsvollen Prinzip: Anspannen und bewusst wieder loslassen. Durch den Wechsel zwischen Anspannung und Entspannung einzelner Muskelgruppen lernt dein Körper, was echte Entspannung überhaupt bedeutet – und dein Geist folgt diesem Signal.

Diese Methode ist wissenschaftlich gut untersucht und besonders hilfreich bei Schlafproblemen, innerer Unruhe, Verspannungen oder Kopfschmerzen.

» Ziel des Tages

Körperliche Anspannung bewusst loslassen, um das Nervensystem zu beruhigen und den Einschlafprozess zu unterstützen.

- Abendroutine: PMR zum Einschlafen (ca. 10–15 Minuten)

Du brauchst: einen ruhigen Ort, ein bequemes Bett oder eine Matte, evtl. eine Decke.

1. **Richte dich ein**

Lege dich auf den Rücken. Die Arme liegen locker neben dem Körper, die Beine leicht geöffnet. Schließe die Augen.

Atme einige Male tief in den Bauch ein und aus.

2. Anspannung – Entspannung

Führe die Übung nacheinander mit folgenden Muskelgruppen durch. Spanne jede Gruppe für ca. 5 Sekunden an (ohne zu verkrampfen), dann löse die Spannung vollständig und genieße die Entspannung für etwa 10–15 Sekunden.

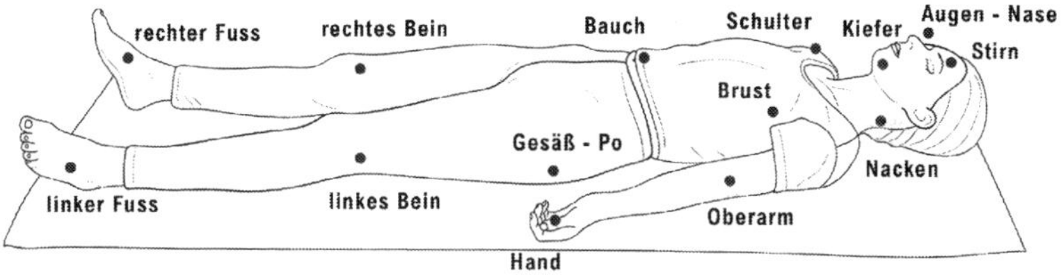

» *Reihenfolge:*

- Rechte Hand und Unterarm (Faust machen)
- Linke Hand und Unterarm
- Rechter Oberarm (gegen die Unterlage drücken)
- Linker Oberarm
- Stirn (Augenbrauen hochziehen)
- Augen und Nase (zusammenkneifen)
- Kiefer (zart aufeinanderdrücken)
- Nacken (Kopf leicht in die Unterlage drücken)
- Schultern (beide nach oben zu den Ohren ziehen)
- Brustkorb – Schulterblätter
- Bauch (leicht anspannen)
- Gesäß (Po leicht anspannen)

- Rechtes Bein (Zehen zu dir ziehen)
- Linkes Bein
- Beide Beine gleichzeitig

3. Nachspüren

Bleibe noch ein paar Minuten ruhig liegen. Spüre, wie dein Körper sich anfühlt. Vielleicht ist er schwer, warm, ruhig. Lass diesen Zustand wirken – er bereitet dich ideal auf den Schlaf vor.

» Reflexionsfragen für heute

- Wo hast du heute besonders viel Spannung gespürt?
- Fiel es dir leicht, die Muskeln loszulassen?
- Wie fühlte sich dein Körper nach der Übung an?

» Abendimpuls

„Erst wenn der Körper loslässt, kann auch der Geist zur Ruhe kommen."

Die Progressive Muskelentspannung ist wie ein innerer Reset – nutze sie immer dann, wenn du nicht abschalten kannst.

- *Tag 16 – Ankommen im Körper: Einschlafen mit Body-Scan*

Dein Kopf ist müde – aber dein Körper kommt nicht zur Ruhe? Oder dein Körper liegt ruhig da, aber dein Kopf fährt Karussell?

Der Body-Scan verbindet Körper und Geist. Statt gegen das Gedankenkarussell anzukämpfen, lenkst du deine Aufmerksamkeit systematisch durch den Körper – und kommst so vom Denken ins Spüren.

Diese Methode ist eine Einladung: zur Entschleunigung, zur liebevollen Selbstwahrnehmung – und zum Einschlafen in tiefer Verbundenheit mit dir selbst.

» Ziel des Tages

Den Körper achtsam wahrnehmen und durch wohlwollende Aufmerksamkeit in einen Zustand tiefer Entspannung führen.

- Abendroutine: Body-Scan zum Einschlafen (ca. 15–20 Minuten)

Du brauchst: einen ruhigen, gemütlichen Ort, möglichst im Liegen. Kein Muss: leise Hintergrundmusik, Naturgeräusche oder eine geführte Audioaufnahme.

1. Körper einrichten

Lege dich bequem auf den Rücken. Arme und Beine liegen locker, die Augen sind geschlossen. Atme einige Male tief ein und aus.

2. Achtsame Reise durch den Körper

Richte deine Aufmerksamkeit nacheinander auf folgende Körperbereiche. Verweile jeweils etwa 20–30 Sekunden – ohne zu bewerten. Einfach nur spüren, was da ist.

» Reihenfolge:

- Rechter Fuß
- Rechtes Bein (Unterschenkel, Knie, Oberschenkel)
- Linker Fuß
- Linkes Bein
- Becken, Gesäß
- Bauchraum (Atmung wahrnehmen)
- Brustkorb und Herzraum
- Rücken (unterer Rücken, mittlerer Rücken, Schulterblätter)
- Rechte Hand und Arm
- Linke Hand und Arm
- Nacken, Hals
- Gesicht (Kiefer, Lippen, Nase, Augen, Stirn)
- Ganzer Körper – als Einheit

Wenn du magst, kannst du mit jedem Ausatmen innerlich sagen: „Loslassen."

3. Nicht einschlafen wollen – aber einschlafen dürfen

Wenn Gedanken auftauchen: registriere sie kurz, ohne dich hineinziehen zu lassen. Kehre sanft zur Körperwahrnehmung zurück. Du musst nichts erreichen – der Schlaf darf kommen, wenn er will.

» Reflexionsfragen für heute

- Fiel es dir leicht, mit der Aufmerksamkeit beim Körper zu bleiben?

- Gab es Stellen, die du kaum gespürt hast?
- Hat sich dein Körpergefühl am Ende verändert?

» *Abendimpuls*

„Nicht der Schlaf ist das Ziel – sondern das Ankommen im Moment. Der Schlaf kommt von selbst."

Nimm diese Haltung mit in deine Nacht. Du darfst loslassen, musst nichts erreichen – allein die Zuwendung zu dir selbst ist heute dein größtes Geschenk. Morgen entdecken wir gemeinsam eine neue Form der Entspannung, die dich innerlich stärken und sanft zur Ruhe begleiten wird.

- Tag 17 – Schlaf dich fort: Entspannung mit Fantasiereise

Dein Tag war voll? Gedanken, Termine, kleine Dramen – all das nimmst du oft mit ins Bett. Doch statt im Grübeln zu bleiben, kannst du mit einer Fantasiereise ganz bewusst in eine andere Welt eintauchen. In einen Ort, der dir Geborgenheit, Ruhe und Leichtigkeit schenkt.

Die Fantasiereise ist keine Flucht – sondern eine Einladung an dein Unterbewusstsein: zur Entspannung, zum Loslassen, zum heilsamen Einschlafen.

» Ziel des Tages

Den Gedankenfluss umlenken, Körper und Geist durch innere Bilder beruhigen und die Einschlafphase emotional positiv besetzen.

- Abendroutine: Fantasiereise zur inneren Insel (ca. 15–20 Minuten)

Du brauchst: eine ruhige Umgebung, ggf. eine Audioaufnahme oder deine eigene Vorstellungskraft. Du kannst dich ins Bett legen und diese Reise mit geschlossenen Augen beginnen.

1. Zur Ruhe kommen

Nimm drei tiefe Atemzüge. Spüre die Matratze unter dir. Lass mit jeder Ausatmung mehr Anspannung los.

2. Der Weg zur Insel

Stell dir vor, du stehst am Ufer eines ruhigen Sees. Ein kleines Boot erwartet dich. Du steigst ein.

Das Wasser ist spiegelglatt, und du gleitest sanft über die Oberfläche. Kein Ziel, kein Zeitdruck. Nur Stille und Leichtigkeit.

Du kommst an einer kleinen Insel an – deiner Insel. Dort wartet alles, was dir guttut: eine Hängematte im Schatten, warme Luft, das sanfte Rauschen der Bäume. Du gehst an Land und spürst sofort: Hier darfst du sein. Einfach nur sein.

3. In der Fantasie verweilen

Du machst es dir auf der Insel gemütlich. Vielleicht legst du dich hin. Vielleicht hörst du das Zwitschern der Vögel oder riechst den Duft von Lavendel. Deine Schultern sinken. Deine Stirn glättet sich. Du spürst Frieden.

Bleib in dieser Welt, solange du magst. Wenn du einschläfst: wunderbar. Wenn nicht, nimm die Ruhe mit in deine Nacht.

» Reflexionsfragen für heute

- Welche Bilder oder Orte haben dich besonders berührt?
- Was hat sich im Vergleich zu einem normalen Einschlafversuch verändert?
- Möchtest du dir eine eigene Fantasiereise schreiben?

» Abendimpuls

„Die Welt in dir ist grenzenlos – du darfst dich jederzeit an einen Ort der Ruhe träumen."

Lass dich tragen. Deine innere Insel bleibt für dich da, wann immer du sie brauchst.

- Tag 18 – Einschlafen mit Klang: Musik, Naturgeräusche & Frequenzen

Schon mal gemerkt, wie ein Regenschauer auf dem Dach beruhigend wirken kann? Oder wie eine leise Melodie dich ganz unbemerkt müde macht? Klänge beeinflussen unsere Stimmung – und auch unseren Schlaf. Nicht ohne Grund nutzen viele Menschen Musik oder Naturgeräusche als Einschlafhilfe.

Wenn dein Kopf abends nicht abschalten will, kann Klang ein sicherer Anker sein. Er lenkt deine Aufmerksamkeit sanft weg von Grübeleien – hin zu einem Zustand, in dem dein Geist zur Ruhe kommt.

» Ziel des Tages

Die entspannende Wirkung akustischer Reize bewusst einsetzen, um zur Ruhe zu finden und die Einschlafzeit zu verkürzen.

- Abendroutine: Klangkulisse für deine Nachtruhe

Du brauchst: Kopfhörer oder einen kleinen Lautsprecher – und eine bewusst gewählte Klangquelle. Heute experimentieren wir mit drei Varianten:

1. Naturgeräusche

Nutze z. B. eine App oder YouTube-Kanäle mit sanftem Regen, Meeresrauschen, Vogelgezwitscher oder Waldesrauschen. Achte auf ruhige, monotone Klänge ohne abrupte Wechsel. Höre 10–20 Minuten beim Liegen oder Einschlafen.

2. Beruhigende Musik

Entscheide dich für ruhige, langsame Musik ohne Text (z. B. Ambient, sanfte Klavier- oder Streicherstücke). Ideale BPM-Zahl liegt bei unter 60. Erstelle dir ggf. eine eigene Einschlaf-Playlist.

3. Frequenzen & binaurale Beats

Probiere gezielt Frequenzen aus, die mit Entspannung und Schlaf in Verbindung stehen – etwa 432 Hz, 528 Hz oder Theta-Wellen (4–7 Hz). Achte darauf, ob du auf bestimmte Klänge positiv reagierst – nicht jede Frequenz wirkt bei jedem Menschen gleich.

» *Tipp:*

Nutze einen Sleeptimer oder beende die Wiedergabe manuell, wenn du spürst, dass du bereit bist zu schlafen.

» *Reflexionsfragen für heute*

- Welche Art von Klang hat dich am meisten entspannt?
- Hast du Unterschiede im Einschlafen oder im inneren Ruhegefühl gespürt?
- Möchtest du dir eine persönliche Einschlaf-Playlist erstellen?

» *Abendimpuls*

„Manchmal braucht es kein Wort – nur einen Klang, der dich nach Hause bringt."

Der richtige Ton kann deine Gedanken besänftigen wie ein gutes Lied dein Herz.

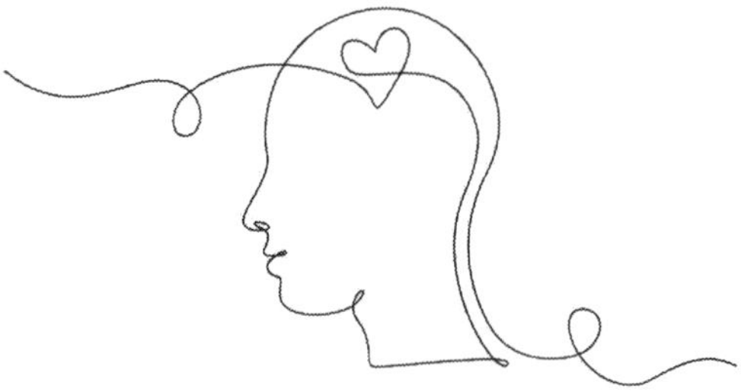

- *Tag 19 – Einschlafen mit innerer Stärke: Selbsthypnose zur Tiefenentspannung*

Was wäre, wenn du dein Unterbewusstsein gezielt auf Ruhe, Gelassenheit und Schlaf programmieren könntest? Genau das macht Selbsthypnose möglich. Dabei führst du dich selbst, mit einfachen Worten und Bildern, in einen Trance-Zustand – nicht zum Kontrollverlust, sondern zur bewussten Entspannung.

Selbsthypnose ist ein wertvolles Werkzeug bei Schlafstörungen, Grübeleien und innerer Unruhe. Sie lenkt deine Gedanken, beruhigt dein Nervensystem und bringt dich in Kontakt mit deiner inneren Stärke.

» *Ziel des Tages*

Einen inneren Zustand der Ruhe und Offenheit erzeugen – durch einfache, selbstgeleitete Hypnose-Impulse vor dem Einschlafen.

- *Abendroutine: Selbsthypnose für erholsamen Schlaf*

Du brauchst: 10–15 Minuten ungestörte Zeit im Bett und deine eigene innere Stimme.

1. Vorbereitung

Lege dich bequem hin. Achte auf gedämpftes Licht, vielleicht ein leicht geöffnetes Fenster für frische Luft. Schließe die Augen. Atme ruhig ein und aus. Nimm wahr, wie dein Körper langsam schwerer wird.

2. Innere Formulierungen (Suggestionen)

Sprich diese Sätze leise im Kopf oder laut, ganz langsam – wie eine beruhigende Stimme:

- „Mit jedem Atemzug komme ich mehr zur Ruhe."
- „Mein Körper darf jetzt loslassen."
- „Ich bin sicher. Ich bin geborgen. Ich darf schlafen."
- „Meine Gedanken werden langsam leiser und ziehen weiter wie Wolken am Himmel."
- „Ich gleite in einen tiefen, erholsamen Schlaf, ganz ohne Mühe."

Du kannst die Formulierungen individuell anpassen. Wichtig: Sie sollten positiv, ruhig und vertrauensvoll klingen.

3. Visualisierung

Stell dir vor, wie dein Körper schwer wird, wie eine Welle der Ruhe von deinen Füßen bis zum Kopf fließt. Vielleicht sinkst du in eine weiche Wolke, einen warmen See oder ein Nest aus Licht. Bleib bei diesem Bild, bis du einschläfst oder merkst, dass dein Geist völlig ruhig geworden ist.

» Reflexionsfragen für heute

- Wie hat sich die Selbsthypnose für dich angefühlt?
- Welcher Satz oder welches Bild hat dich besonders entspannt?
- Möchtest du deine eigene Hypnose-Routine entwickeln?

» *Abendimpuls*

„Deine innere Stimme kann der Schlüssel zu deiner tiefsten Ruhe sein.“

Vertraue dir. Dein Geist kennt den Weg in den Schlaf – du darfst ihn gehen, geführt von dir selbst.

- Tag 20 – Zur Ruhe finden mit Autogenem Training (Einsteigerübung)

Du willst entspannen, aber deine Gedanken kreisen unaufhörlich? Autogenes Training ist eine Methode, mit der du deinem Körper und deinem Geist gezielt Ruhe signalisierst – durch einfache Formeln und wiederholte Gedankenfokussierung. Diese Technik wird weltweit in der Schlafmedizin, Psychotherapie und Stressbewältigung eingesetzt – und das zurecht.

In dieser Einsteigerübung lernst du, wie du mit sechs einfachen Formeln einen Zustand tiefer Entspannung erreichen kannst. Ideal zum Einschlafen oder zur Vorbereitung darauf.

» *Ziel des Tages*

Durch gezielte Autosuggestion körperliche und mentale Entspannung erzeugen und damit den natürlichen Einschlafprozess fördern.

- Abendroutine: Autogenes Training – Die Grundübung (ca. 10–15 Minuten)

Du brauchst: einen ruhigen Ort, idealerweise im Bett, ohne Zeitdruck. Die Übung funktioniert im Sitzen oder Liegen. Sprich die Sätze innerlich, ruhig und langsam – etwa 3–6 Mal pro Formel.

1. **Schwere**

„Mein rechter Arm ist ganz schwer … mein linker Arm ist ganz schwer … meine Beine sind ganz schwer … mein ganzer Körper ist schwer …"

Spüre, wie dein Körper langsam in die Matratze sinkt.

2. **Wärme**

„Mein rechter Arm ist warm … mein linker Arm ist warm … meine Beine sind warm … mein ganzer Körper ist warm …"

Stell dir vor, wie wohltuende Wärme dich durchströmt.

3. **Herz**

„Mein Herz schlägt ruhig und gleichmäßig … ruhig und gleichmäßig …"

Achte bewusst auf deinen Puls – er wird langsamer.

4. **Atmung**

„Meine Atmung ist ruhig und gleichmäßig … ich atme ganz ruhig …"

Du kontrollierst nichts – du beobachtest nur.

5. Bauch (Solarplexus)

„Mein Bauchraum ist angenehm warm … mein Sonnengeflecht strömt Ruhe aus …"

Spüre Wärme und Entspannung im Bauchzentrum.

6. Stirnkühle

„Meine Stirn ist angenehm kühl … ganz kühl und frisch …"

Diese Formel hilft besonders bei innerer Hitze oder Gedankenkarussell.

» Wichtig:

Wenn du unter Kreislaufproblemen, Herzerkrankungen oder neurologischen Erkrankungen leidest, sprich vorher mit deinem Arzt oder deiner Ärztin. Autogenes Training ist in der Regel sehr sicher – aber individuelle Anpassungen sind immer sinnvoll.

» Reflexionsfragen für heute

- Welche Formel fiel dir besonders leicht?
- Hast du einen Effekt gespürt – körperlich oder geistig?
- Möchtest du diese Übung regelmäßig integrieren?

» Abendimpuls

„Ruhe ist nichts, was du erzwingst – sondern etwas, das du zulässt."

Du hast heute gelernt, wie du mit deinem Geist deinen Körper in die Ruhe führst. Vielleicht wirst du überrascht sein, wie tief diese einfache Methode wirken kann – vor allem, wenn du sie regelmäßig wiederholst.

Morgen beenden wir unser 21-Tage-Programm mit einer ganz besonderen Übung – der Abendreflexion mit Dankbarkeit. Ein ruhiger, wertschätzender Blick zurück auf den Tag – und nach vorn auf deine innere Balance.

- Tag 21 – Geführte Abendreflexion mit Dankbarkeit

Die letzten drei Wochen waren eine Reise zu dir selbst: zu mehr Ruhe, Achtsamkeit und besserem Schlaf. Heute schließen wir diesen Weg mit einer einfachen, aber tief wirksamen Praxis ab: der bewussten Reflexion und Dankbarkeit.

Studien zeigen, dass Menschen, die abends regelmäßig dankbare Gedanken pflegen, besser einschlafen, seltener grübeln und ausgeglichener in den Tag starten. Diese Übung soll dir helfen, das Positive stärker wahrzunehmen – auch an schwierigen Tagen.

» Ziel des Tages

Den Tag bewusst abschließen, positive Gedanken stärken und den Geist auf einen ruhigen Schlaf vorbereiten.

- Abendroutine: Abendreflexion mit Dankbarkeit (ca. 10 Minuten)

Mach es dir im Bett bequem. Schließe die Augen oder nimm dein Notizbuch zur Hand, wenn du gerne schreibst.

» Schritt 1 – Durchatmen und Ankommen

Nimm dir 3–5 tiefe Atemzüge. Spüre, wie du in deinem Körper ankommst. Der Tag ist vorbei – jetzt beginnt deine Zeit der Regeneration.

» Schritt 2 – Den Tag rückblickend durchgehen

Stell dir vor, du gehst innerlich durch deinen Tag: vom Aufwachen bis zum Abend.

- Was ist dir gelungen?
- Was hast du geschafft, auch wenn es klein war?
- Gab es einen Moment des Lächelns, der Ruhe, der Verbundenheit?

» Schritt 3 – Dankbarkeit bewusst spüren

Beantworte für dich innerlich – oder schriftlich – folgende Sätze:

- Heute bin ich dankbar für …
- Ein Mensch, der mir heute gutgetan hat: …
- Eine kleine Sache, die mich glücklich gemacht hat: …
- Etwas, das ich heute über mich selbst gelernt habe: …

Du musst keine großen Dinge nennen. Dankbarkeit beginnt im Kleinen: eine Tasse Tee, ein Lächeln, ein Moment der Stille.

» Schritt 4 – Mit einem positiven Gedanken einschlafen

Wähle einen der folgenden Gedanken als Einschlafsatz:

- „Ich bin dankbar für diesen Tag – und bereit, loszulassen."
- „Ich habe mein Bestes gegeben – das genügt."
- „Morgen ist ein neuer Anfang."

Wiederhole diesen Satz innerlich beim Einschlafen. Lass ihn zu deinem Anker werden.

» *Reflexionsfragen für heute*

- Wie hat sich diese Übung auf deine Stimmung ausgewirkt?
- Gibt es etwas, das du künftig regelmäßig notieren oder dir bewusst machen möchtest?
- Was hast du in diesen 21 Tagen für dich mitgenommen?

» *Abendimpuls*

„Dankbarkeit verwandelt, was wir haben, in genug – und das Jetzt in Frieden."

Mit diesem Gedanken endet dein 21-Tage-Schlafprogramm – aber dein Weg zu besserem Schlaf geht weiter. Vielleicht willst du einige Übungen regelmäßig wiederholen oder ein eigenes Abendritual entwickeln.

Du hast jetzt viele Werkzeuge in der Hand. Nutze sie so, wie es zu dir und deinem Leben passt. Und denk daran: Schlaf ist kein Ziel, das du erreichen musst – sondern ein Geschenk, das du dir erlauben darfst.

Gute Nacht. Du hast es verdient.

Vorlage für ein Schlaftagebuch

- Dein Wegbegleiter für die nächsten Nächte

Im Anschluss an das 21-Tage-Schlafprogramm findest du eine Vorlage für dein persönliches Schlaftagebuch. Es hilft dir dabei, deinen Schlaf bewusster wahrzunehmen, Fortschritte zu erkennen und neue Gewohnheiten zu festigen. Nutze es so, wie es zu dir passt – als tägliches Ritual, als Reflexionshilfe oder einfach zur Orientierung.

Wenn du es lieber ausführlicher und ausgedruckt verwenden möchtest, kannst du dein Tagebuch ganz einfach über den QR-Code herunterladen. So kannst du deine Erfahrungen aus dem Schlaftraining bequem festhalten – Tag für Tag, Gedanke für Gedanke.

Tipp: Für alle, die lieber in einem großformatigen, gebundenen Workbook arbeiten, ist das Schlaftagebuch auch als gedruckte Ausgabe bei Amazon erhältlich – unter dem Titel:

Besser schlafen – Dein Schlaftagebuch: Workbook zum 21-Tage-Schlafprogramm aus dem Ratgeber "Besser schlafen" mit Schlafprotokoll, Abendreflexion und Affirmationen

Beobachten. Reflektieren. Besser schlafen.

Schlaftagebuch

Datum: _______________

Abendroutine

Uhrzeit, zu Bett gegangen: _________________________

Einschlafdauer (geschätzt, in Minuten): ______________

Abendliche Aktivitäten (z. B. Bildschirm, Lesen):

____

____

Stimmung vor dem Schlafengehen:

____

Nachtruhe

Geschätzte Schlafdauer (Stunden): _____

Nächtliches Erwachen:

☐ nie ☐ 1–2 Mal ☐ häufig ☐ nicht sicher

Gründe für das Aufwachen (falls bekannt):

____

____

Morgens

Aufgewacht um: ____________________

Aufgestanden um: ___________________

Gefühl beim Aufwachen:

☐ ausgeruht ☐ müde ☐ gereizt ☐ OK

☐ Sonstiges: _______________

Träume erinnert? ☐ Ja ☐ Nein

Kurzbeschreibung:

____

____

Tagsüber

Mittagsschlaf/Nickerchen: ☐ Ja ☐ Nein

Wenn ja: Wann? __________ wie lange? ______________

Energielevel (1–10): ________

Stimmung:

☐ gut ☐ neutral ☐ niedergeschlagen

☐ gestresst ☐ Sonstiges: ______________________

Koffein (Art & Menge):

____

Medikamente/Nahrungsergänzung:

____

Notizen

____

____

____

____

- *Abschlussimpuls*

Schlaf ist kein Zustand, den du erzwingen kannst.

Er ist eine Einladung – in die Stille, in die Erholung, in die Rückverbindung mit dir selbst.

Du hast in den letzten Tagen viel ausprobiert, neue Wege erkundet und alte Muster hinter dir gelassen. Vielleicht hat sich schon etwas verändert. Vielleicht braucht es noch Zeit.

Was zählt, ist dein Vertrauen in den Prozess.

Und die Entscheidung, dich immer wieder neu auf den Schlaf einzulassen – mit Geduld, Selbstfürsorge und Freundlichkeit dir selbst gegenüber.

--

Denn jeder Abend ist eine neue Chance, zur Ruhe zu kommen. Und jede Nacht ein Geschenk, das du dir machen darfst.

Schlusswort

Der Schlaf ist eine Quelle der Kraft und Regeneration, die uns hilft, die Herausforderungen des Lebens mit Klarheit, Ausgeglichenheit und mentaler Stärke anzugehen. Durch diesen Ratgeber hast du die grundlegenden Zusammenhänge zwischen Schlaf und Wohlbefinden kennengelernt – von der Schlafumgebung und Abendritualen bis hin zu den Einflüssen der psychischen Gesundheit. Es ist nun an der Zeit, das Gelernte in deinen Alltag zu integrieren und Schritt für Schritt die Veränderungen vorzunehmen, die für dich persönlich einen erholsameren Schlaf und damit auch eine stabilere Gesundheit und mehr Lebensfreude bedeuten.

Zusammengefasst liegt der Schlüssel zu erholsamem Schlaf in einem bewussten und respektvollen Umgang mit dir selbst und deinem Körper. Indem du eine stabile Schlafhygiene aufbaust, achtsam mit deinem Stress umgehst, Rituale für den Abend entwickelst und die Einflüsse von Ängsten und Sorgen auf deinen Schlaf erkennst, legst du eine gesunde Grundlage für nachhaltigen Schlaf und seelische Stabilität. Die verschiedenen Techniken und Ansätze – vom Schlaftracking über Atemübungen bis hin zur Akupressur – können dir dabei helfen, deine Schlafqualität gezielt zu verbessern und Schlafstörungen entgegenzuwirken.

Doch auch wenn diese Methoden erprobt und wirksam sind, bleibt der Weg zu einem besseren Schlaf ein individueller Prozess.

Jeder Mensch hat unterschiedliche Bedürfnisse und reagiert auf Veränderungen in unterschiedlicher Weise und Geschwindigkeit. Manchmal sind es kleine Anpassungen, wie die Optimierung der Schlafumgebung oder eine entspannende Abendroutine, die bereits zu einem großen Unterschied führen können. Ein anderes Mal ist es eine längere Reise, bei der Geduld und Ausdauer gefordert sind, um die gewünschten Ergebnisse zu erreichen. Schlaf ist ein natürlicher Prozess, und um ihn zu verbessern, sind regelmäßige Selbstreflexion und kleine Schritte der Schlüssel. So kannst du herausfinden, was für dich am besten funktioniert.

Wenn du auf dem Weg zu erholsamem Schlaf Herausforderungen erlebst oder nicht sofort Erfolge siehst, sei geduldig mit dir selbst. Die Umstellung von Gewohnheiten und das Loslassen stressbedingter Muster sind Schritte, die Zeit brauchen und oft nicht sofort greifen. Betrachte jeden kleinen Fortschritt als Gewinn und erinnere dich daran, dass die Etablierung eines gesunden Schlafrhythmus langfristig dein Wohlbefinden stärkt. Es geht nicht darum, eine „perfekte" Schlafroutine zu entwickeln, sondern darum, eine Routine zu finden, die deinem individuellen Leben und deinen Bedürfnissen entspricht.

Erlaube dir, neugierig und offen an die Methoden heranzugehen und regelmäßig kleine Veränderungen zu testen. Vielleicht stellst du fest, dass einige Techniken mehr Ruhe bringen als andere, oder dass du neue, auf dich zugeschnittene Wege findest, um abends zur Ruhe zu kommen. Indem du dich auf diesen Prozess einlässt und bewusst mit dir und deinem Schlaf umgehst, stärkst du nicht nur deinen Körper, sondern auch deine mentale und emotionale Resilienz.

Schlaf ist mehr als nur Ruhe; er ist ein Ausdruck der Wertschätzung dir selbst gegenüber. Indem du die Zeit und den Raum für erholsamen Schlaf schaffst, legst du das Fundament für ein gesundes, ausgeglichenes und kraftvolles Leben. Vertraue darauf, dass du die Fähigkeit besitzt, deinen Schlaf nachhaltig zu verbessern, und nimm die Herausforderungen auf diesem Weg als wertvolle Erfahrungen an.

Ich lade dich ein, die in diesem Buch vorgestellten Techniken mit Offenheit und Geduld in dein Leben zu integrieren, auf deine eigenen Bedürfnisse zu hören und die Veränderungen mit Freude zu gestalten. Mit jedem Schritt hin zu einem besseren Schlaf baust du mehr Energie und Lebensqualität auf. Beginne mit kleinen, realistischen Zielen, reflektiere regelmäßig deine Fortschritte, und schaffe dir eine Routine, die dich auf eine Reise zu mehr Gelassenheit, Gesundheit und innerer Stärke begleitet.

- Danke, dass du dieses Buch gelesen hast!

Ich hoffe von Herzen, dass „Besser schlafen: Effektive Methoden und Rituale für erholsame Nächte" dir auf dem Weg zu einem ruhigen, erholsamen Schlaf eine wertvolle Unterstützung war und dir hilfreiche Ansätze an die Hand gegeben hat, um deinen Schlaf aktiv zu verbessern. Deine Meinung ist mir dabei sehr wichtig: Es würde mich freuen, wenn du dir einen Moment Zeit nehmen könntest, um eine Rezension auf Amazon zu hinterlassen.

Dein Feedback hilft nicht nur mir, dieses Buch weiterzuentwickeln, sondern unterstützt auch andere Leser, die vielleicht noch am Anfang ihres Weges zu besserem Schlaf stehen und nach wirksamen Methoden suchen. Jede Rezension – sei sie kurz oder ausführlich – ist eine große Hilfe für alle, die ebenfalls nach einem nachhaltig erholsamen Schlaf streben.

Für Anregungen kannst du mir gerne eine E-Mail senden:
buch@gestorben-wird-spaeter.de.

Vielen Dank, dass du dich auf diesen Weg zu mehr Ruhe und Ausgeglichenheit begeben hast und dir die Zeit genommen hast, etwas so Wertvolles wie deinen Schlaf bewusst zu verbessern.

Herzlichst,

Kai-Achim Bruder

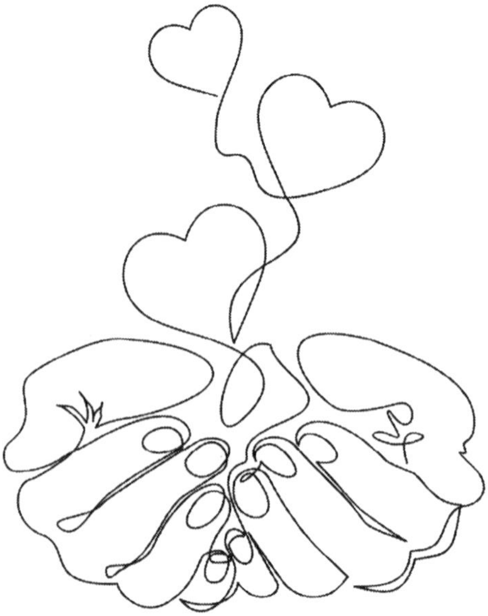

Mehr vom Autor

Wenn dir dieses Buch gefallen hat, lade ich dich herzlich ein, auch meine weiteren Werke zu entdecken.

Ich schreibe über ganzheitliches Wohlbefinden, innere Stärke, Selbstfürsorge und den Umgang mit Krankheit – authentisch, fundiert und mit viel persönlicher Erfahrung.

» *Wohlbefinden für Anfänger – Dein Weg zu Balance und Gelassenheit*

Ratgeber für ein achtsames, entspanntes Leben – mit Themen wie Schlaf, Atmung, Resilienz, Ernährung, Naturverbindung u. v. m.

» *Leben mit Krebs – ganzheitliche Wege zur Unterstützung der Heilung und Stärkung*

Unterstützende Bücher für Betroffene und Angehörige – zu Themen wie Nebenwirkungen, Ernährung, mentale Kraft, Bewegung, Fatigue und Begleitung.

- Bleiben wir in Kontakt

Amazon-Autorenseite

Folge mir hier, um kein neues Buch zu verpassen:

LovelyBooks

Folge mir hier, tausche dich mit anderen Leser:innen aus oder nimm an einer Leserunde teil:

Instagram

@gestorben.wird.spaeter

Printed in Poland
by Amazon Fulfillment
Poland Sp. z o.o., Wrocław

54835567R00162